JUDY MAZEL • JOHN E. MONACO



# Cómo evitar la obesidad infantil

Martínez Roca

Título original: *Slim & fit kids: raising healthy children in a fast-food world*
Traducción del inglés: Martha Mauri
Diseño de portada: Marco Xolio



Publicado mediante acuerdo con Health Communications, Inc.
Deerfield Beach, Florida, U.S.A


Avenida Insurgentes Sur núm. 1898, piso 11
Colonia Florida, 01030 México, D.F.

Primera edición (Martínez Roca México): septiembre del 2002
ISBN: 968-21-1190-0



www.editorialplaneta.com.mx

Impreso en los talleres de Litográfica Ingramex, S.A. de C.V.
Centeno núm. 162, colonia Granjas Esmeralda, México D.F.
Impreso y hecho en México-*Printed and made in Mexico*

*Dedicado a*
*Paramahansa Yogananda*

# Agradecimientos

Gracias a John Monaco por ser "escribano" así como un flaquito vuelto a nacer con una nueva pasión; a Sandee Kunz, Wheels McKee y Tara Rogachefsky por mantener el telón levantado y el espectáculo en movimiento... ustedes lo hicieron posible; a Sheila Sobell por presentarse en escena y cubrirnos con su brillantez; a Matthew Diener por sus puntos de vista, prudencia y visión de una tercera dimensión; a Bikram Choudhury por su fuerza, estamina, rendimiento y flexibilidad; a Pacific Athletic Club por su riqueza de talento; a Jessica Piha por hacer la conexión; y a todo mi maravilloso e increíble equipo de expertos y colaboradores que hicieron de éste un libro: Thea White Riches, Mariane Karou, Christina Tsitrian, Francisco Cornejo Mena, Michael Szymanski, Ellen Jones, Carol Yellin, Janice Vander Pol, Barbara Bassill, Yvonne y Wayne Woods, Tara Rogachefsky y Lily Brumwell. A Sara Briane Cluster por mantener la energía fluyendo; a Treasure Mazel por seguir el flujo... mi agradecimiento especial; a Pusha Cariolagian por ser tan buena oyente y amiga, así como la mejor manicurista del mundo; a Ezra Woods por tan buen ejemplo; a Gayle King y Jenelle Fiorito por acercar a John Monaco a mi vida; a Maraea Johnston por dirigirme hacia la estrella polar cuando el barco se perdió en altamar; a Margie y Herman Platt por ser los mejores amigos que pudiera tener una chica; a Yvonne y Wayne por surgir de los Woods y en mi corazón con loto, amor y una familia; a Joseph Woods por ser delgadito; Yvette McDaniels, Kelly Peterson y Dee Detruglia por sacar copias más rápido que una bala y por su excelente trabajo; a Nancy Duncan por una gran inauguración y por hacerse la sorda; al señor Mukti Mata por su fe y comprensión; a Paula Bambic por su dirección y apoyo; a Charles Werner, Nancy McBride, Lynn Acken, Susan Van de Bittner, Cynthia Watson y Gloria Kaye... en especial a Gloria Kaye por su enfoque, alternativas, esperanza, cariño y ternura; a Dana Scott y Ellin Pollack por acercarse, por hacerse cargo y por hacer que funcionara mejor que nunca: mi olla de oro al final del arco iris; al hermano Devananda por llevarme al lugar correcto en el momento oportuno, a los hermanos Bimalananda, Satyananda, Keshavanada y Brahamachari Simon por su discernimiento e inspiración; a Dios y los gurús por su orientación; y a Paramahansa Yogananda por todo.

Dios los bendiga a todos.

JUDY MAZEL

Mi más profunda gratitud y mi mayor admiración a Judy Mazel por la visión, el ingenio y el valor de incluirme en la creación de este libro. Siempre será mi camarada y mi héroe. Sin el valor y la intuición de Peter Vegso, la perseverancia y el entendimiento de Matthew Diener, y el entusiasmo de Kim Weiss y su equipo, no habría sido posible esta obra. Y gracias a Sheila Sobell por ayudarnos a hacerlo llegar hasta aquí.

Muchísimas gracias a los doctores Hamid Latif y Hector Pabon, sin cuya flexibilidad y comprensión no hubiera podido pasar interminables horas investigando, escribiendo y rehaciendo. Al equipo médico y administrativo del Brandon Regional Hospital, siempre les estaré agradecido. A las enfermeras de pediatría y cuidados intensivos pediátricos de los hospitales Brandon y Audubon; siempre estaré a sus órdenes. Son unas verdaderas heroínas de la atención médica estadounidense.

Quiero agradecer a Mildred Rowell por transmitirme su bondad, compasión y optimismo; a Bob Bowman por permitirme conocer la atención de cuidados críticos de la comunidad; Gewan Maharaj y Dan Johnson quien me dio optimismo y esperanza; a los departamentos de pediatría y atención de cuidados críticos de la universidad de Florida por creer en mí; a la doctora Carmen Caltigerone y a los estudiantes de quinto y sexto año de la Academy of the Holy Names en Tampa; a la American Academy of Pediatrics por su constante apoyo en todos los aspectos en la vida de los niños y a John y Marilyn por las lecciones de una vida bien vivida.

Janice, te hubiera encantado este proyecto, y créeme que estuviste en cada momento. Para Pam, Alex y John, sin quienes mi vida sería una verdadera ostra, los quiero mucho.

JOHN MONACO, M.D.

# Introducción

17 de noviembre de 1998, E.U. La historia principal se publica en todos los periódicos y noticiarios de televisión de todo el país:

> *La obesidad infantil está alcanzando niveles críticos en Estados Unidos. El cirujano general estadounidense David Satcher dijo al* Washington Post*: "Hoy en día vemos a una nación de jóvenes en gran riesgo, empezando por que están obesos y condenados a la difícil tarea de superar una grave enfermedad".*

Observe a su alrededor… no puede evitar verlo. Las estadísticas son alarmantes: duplican las de hace veinte años. Una tercera parte de nuestros niños tienen sobrepeso y uno de cada cinco es obeso.[1]

Esto atemoriza al doctor John Monaco porque todo el día atiende a niños (es pediatra), aunque no es el tipo de pediatra a los que usted lleva a sus hijos para sus consultas normales o cuando tienen dolor de estómago o gripe. No ve a los niños regularmente en un consultorio, sino cuando se acerca el final, cuando podrían estar cerca de la muerte, cuando uno de sus órganos falló, cuando tuvieron un accidente grave o intentaron suicidarse. Es médico pediatra de atención crítica y encabeza la UCI (Unidad de cuidados intensivos) del Brandon Regional Hospital en Tampa, Florida. Lo que más le alarma es que casi todos los niños que atiende son gordos y continúan engordando, y debido a ello el asma está en aumento, al igual que el índice de mortalidad. La diabetes de adultos tipo 2 se está presentando por primera vez en niños, lo cual es un primer fenómeno. Y, a diferencia de la diabetes tipo 1, que generalmente es congénita, la tipo 2 es "auto inducida" como resultado del exceso de peso.

Un elevado porcentaje de niños diagnosticados con trastorno de falta de atención (TFA) e hiperactividad se encuentran bajo medicamentos para balancear los desequilibrios químicos en el cerebro. Aunque quizá el problema no se deba a un desequilibrio químico, tal vez sea el resultado de demasiadas noches irregulares con sueño interrumpido provocado por el apnea del sueño, una condición en la cual se obstruye la respiración por la acumulación de grasa en las vías respiratorias superiores y el diafragma. Un serio incremento de lesiones óseas y de articulaciones está provocando discapacidades ortopédicas de por vida porque los huesos en crecimiento están demasiado pequeños para cargar el exceso de peso que se les impone.

Hoy en día cada vez más jóvenes intentan suicidarse debido al sobrepeso. Y, ¿qué otra correlación encontraría entre el incremento de embarazos en adolescentes que no sea el aumento de actividad sexual prematura entre los jóvenes debido a una pubertad a temprana edad? Precisamente, la causa de la pubertad a temprana edad es ¡la elevada concentración de grasa en el cuerpo!

Los gorditos suelen parecernos simpáticos. Pero es mucho más que grasa en el bebé, ¡y no es una imagen agradable! El pronóstico es sombrío, y si usted es uno de los millones de padres de familia de un niño con sobrepeso, seguramente usted tiene miedo.

Su hijo de dos años está demasiado pesado para que usted lo cargue solo. Su hijo de seis años no quiere regresar a la escuela porque los demás niños se burlan de él. A su hijo de once años ya no le queda la ropa, y su hija de nueve años ya tiene senos y vello púbico. Algo está mal aquí. Se supone que los bebés de tres kilogramos no suben un kilo y medio en dos meses. No es normal, no es bueno. Suponemos que las niñas de nueve años no deben menstruar, ¿usted sí? Más grande no quiere decir mejor. No queremos que nuestros niños estén dentro del porcentaje superior de las tablas de crecimiento, ¡no se trata de un examen de aptitudes escolares!

Los fabricantes de ropa no pueden llevar el paso del mercado en crecimiento. Acostumbraban hacer ropa de bebé por edad; ahora, eso ni siquiera está dentro del reino de las posibilidades. No cuando los recién nacidos son prácticamente más grandes que sus juegos para canastilla incluso antes de salir del hospital, o usan ropa para niños de tres a seis meses. Incluso los fabricantes de pañales desechables ya se unieron a la causa; sus pañales extra y extra grandes son los primeros en necesitar su reabastecimiento en los anaqueles de los supermercados.

¿Quién escuchó de bebés de cinco kilogramos, ahora común, o pollos de tres kilogramos? ¿Existe una correlación? Hablaremos de eso más adelante.

¿Por qué los niños crecen mucho tan pronto? Dirá usted que es evolución; ¿en una generación? Hereditario; lo único considerado hereditario acerca del exceso de grasa, y se puede comprobar "científicamente", son los hábitos alimenticios. Los niños gordos comen los mismos alimentos y de la misma forma que sus padres gordos. Glandular; ¡tal vez uno en mil!

Usted tiene derecho a sentir temor porque si ha escuchado a los expertos y sus soluciones sabe que no tienen ninguna.

El artículo antes mencionado publicado por el *Washington Post* continúa: "Parte de la culpa se debe a las actividades sedentarias como ver televisión y los juegos en computadora, así como los alimentos chatarra siempre dañinos".

Ni siquiera el doctor William Dietz, máxima autoridad en nutrición pediátrica, tiene mucho que ofrecer. En la referencia completa para el hogar, *Guide to Your Child's Nutrition*, publicada por la American Academy of Pediatrics, con la coautoría de la prominente pediatra Lorraine Stein, y revisada de manera extensiva por un grupo asesor de expertos, se recomienda: "evitar la tentación, sin limitar las calorías, aunque restringiéndolas", sea lo que eso signifique y "aumentar la actividad, reducir las grasas y beber un mínimo de veinticuatro onzas, es decir, tres vasos de ocho onzas de leche al día". Esto no sólo no es la respuesta, sino que pronto aprenderá que podría ser peor.

El doctor Dietz también afirma que si usted, como padre de familia, no tiene sobrepeso, su regordete infante adelgazará cuando tenga tres años.

Pues bien, resulta que usted no tiene sobrepeso y su bebito regordete ahora tiene siete años y parece estar listo para jugar como apoyador de los Osos de Chicago.

Está desesperado. Ha probado con tentempiés saludables. Cocina y come más alimentos en casa, a pesar de lo inconveniente que sea y aunque le moleste al resto de la familia, usted sigue la "guía de la pirámide" y se pasa toda la tarde llevando a sus hijos de una actividad física a la otra. Futbol, gimnasia, clases de natación, danza; y no funciona. Su hijo aún no se independiza y está creciendo fuera de control. Usted no lo entiende. Su pediatra sube los brazos, mueve la cabeza y levanta la vista. Él, al igual que millones de personas, también tiene sobrepeso.

Durante la última mitad del siglo XX, el médico general nos ha advertido de los muchos peligros: enfermedades infecciosas, amenazas ambientales, abuso de drogas, armas mortales, pobreza y desnutrición, aspectos que atentan contra nuestra vida como ciudadanos y contra nuestra salud como personas. El 17 de noviembre de 1998, el médico general nos advirtió de nuestra última amenaza. Ahora considerada una epidemia, está cobrando como víctimas a nuestro recurso natural más valioso: nuestros hijos. Mata y provoca enfermedades, tensión y depresión. Amenaza la calidad de vida que nuestra sociedad nos ha ofrecido hasta el momento. Ahora que afecta al menos a una tercera parte de la juventud en Estados Unidos, la obesidad infantil no sabe de barreras sexuales, culturales o socioeconómicas y afecta cada aspecto de la vida. Potencialmente, es más peligrosa que la combinación de todos los demás problemas de salud pública y, sin embargo, muchas personas, incluyendo los medios de comunicación, opinan que esta amenaza insidiosa no es más que una inconveniencia social, un asunto estético con una solución sencilla.

El editorial de *The Tampa Tribune* que publicó el artículo del *Washington Post* acerca de la obesidad infantil agregó: "pero la gente con sobrepeso, joven o mayor, haría bien en no culpar a las hamburguesas o las pizzas, sino a sí mismos. La gente con sobrepeso está así y se queda así porque come demasiado. Los individuos que comen con moderación pueden comer casi todo sin engordar. Más aún, una manzana es mucho más saludable que una bolsa de frituras y depende de los padres de familia poner un ejemplo... y establecer la ley".

Abandonado, ignorado y burlado durante tanto tiempo, este asesino, la obesidad infantil, se ha convertido en la prioridad número uno del médico general para el siglo XXI. Ahora, depende de nosotros, y de "los expertos", el reconocerlo como el peligro que es y combatirlo con cada recurso disponible.

El doctor John Monaco tomó los guantes, entró en la pelea y está preparado para ganar la batalla. ¡Tiene la solución!

Bienvenido al mundo de los niños delgados y en forma, un mundo que le permitirá conservar como tal el maravilloso ritual de comer. Un mundo donde comer y alimentar a su familia sea divertido y convincentemente sencillo, además de nutritivo, bueno para adelgazar y lleno de energía. Es una forma de asegurarse de tener niños sanos y vibrantes de una vez por todas y para siempre. Una forma de terminar con la "crisis de la grasa".

Únase al doctor John Monaco y su coautora, experta en dietas, Judy Mazel, autora de *The Beverly Hills Diet*, en este viaje a una condición delgada y salud óptima, aprendiendo una nueva forma de comer sin restricciones que no incluye el contar calorías o gramos de grasa, limitando sólo las porciones y restringiendo la comida rápida. Esta es una forma de comer que, a diferencia de nuestra práctica actual, trabaja con el sistema digestivo, no contra éste: una forma de comer que identifica, acepta y utiliza todos los datos científicos "de tecnología de punta" ahora disponibles acerca del funcionamiento de nuestro sistema digestivo, los datos que la comunidad científica simplemente no conocía cuando comer se convirtió en una actividad organizada.

Como verá, estar delgado y en forma no tiene nada que ver con lo que come o cuánto come, sino lo que ingiere en conjunto. Todo está en las combinaciones y la conciencia. Combinaciones que fácilmente aprenderá y a las cuales se adaptará, así como una conciencia que deberá inculcar en usted mismo y en sus hijos.

Al final, se terminarán sus problemas. Está a punto de experimentar una revelación. Recibirá información científicamente documentada que va a cambiar su vida y que alterará de manera dramática su relación con los alimentos, la forma en que alimenta a su familia, lo que pone en su carro de supermercado y cómo se alimenta a sí misma cuando está embarazada a fin de asegurarse que su hijo no nazca con un "potencial a la grasa".

Cuando empiece a entender los alimentos y la forma de comer desde esta nueva posición estratégica, cosechará una plétora de beneficios. Su hijo gordito adelgazará; toda su familia se verá, sentirá y comportará mejor; bajará por mucho su cuenta del supermercado y pasará menos tiempo corriendo al médico.

Pero este libro no sólo se trata de cómo y qué alimentos nutren a los niños, cómo comprar y crear recetas. Este programa es mucho más. En los capítulos siguientes aprenderá con precisión la forma en que su cuerpo digiere los alimentos, junto con los pasos sencillos que puede tomar para maximizar la eficiencia natural del proceso digestivo: la clave para controlar el peso.

Los niños delgados y en forma no sólo comen bien; el que piensen bien también es importante, en particular acerca de sí mismos. ¿Cómo levantar su autoestima y el sentido de sí mismo, que está tan destrozado por la carga de todos esos kilos de más? ¿Cómo rescata un sentido del orgullo y seguridad interior que quedaron sepultados y permanecen aletargados bajo una cubierta de piel? Las herramientas pronto serán suyas.

El doctor Monaco y Judy Mazel crecieron siendo gordos, en una época donde los gordos eran una minoría. Estuvieron ahí y lograron salir adelante como triunfadores, al igual que sus hijos. Con la experiencia de otros profesionales, crearon el programa para la autoestima de niños delgados y en forma; una colección de juegos y ejercicios que harán desaparecer la negatividad que tanto ha afectado la vida joven y vibrante de su hijo.

No, los niños gordos no son niños felices. En ese punto sí están de acuerdo todos los expertos. Las consecuencias psicológicas y sociales de crecer gordo continuarán en la vida adulta, a menos que se llegue al fondo del problema y se resuelva. Esta es la esencia del programa para la autoestima de niños delgados y en forma.

Comer dentro de este programa implica mucha energía. Y para asegurarse que sus hijos aprovechen al máximo esta energía recién encontrada, Thea White Riches, autoridad máxima en la salud infantil y directora del programa infantil en el conocido Pacific Athletic Club en Pacific Palisades, California, desarrolló una serie de programas rotativos de quince minutos para mantener estos piececitos en movimiento, en la onda y ¡divirtiéndose!

Luego, por supuesto, están los niños mismos, niños como Ezra Woods, quien era gorda y ya no es gorda, y nunca más lo será. De la boca de gente guapa emergen historias de éxito, pruebas, tribulaciones y triunfos máximos. Así que siéntese, relájese y lea. Se acabaron sus problemas, y su gordito ahora está en camino de convertirse en un adulto delgado y sano.

[illegible] que [illegible] y [illegible] que motiva [illegible] la vista a ver y [illegible] el resultado.

Ya los antiguos griegos [illegible]. En ese punto [illegible] de ser [illegible] a los ejemplos [illegible] [illegible] puede [illegible] en la [illegible] del problema [illegible] [illegible] [illegible].

[illegible] de este [illegible] [illegible] [illegible] [illegible] William Burke [illegible] [illegible] [illegible] [illegible] [illegible] [illegible] [illegible] minutos [illegible] [illegible] [illegible].

[illegible] [illegible] [illegible] [illegible] [illegible] [illegible] [illegible] [illegible] [illegible] [illegible] [illegible] [illegible] [illegible] [illegible].

# PRIMERA PARTE

# Obesidad infantil: un problema creciente

# Uno

# Obesidad: mi experiencia en el campo de batalla

## El problema me ataca en el hospital

*Mi localizador me despierta a las 4:00 a.m., y salgo a la sala de urgencias para atender a un niño de cuatro años en la angustia de un ataque de asma. Pesa 45 kilos. Necesita una intervención inmediata.*

*Me llaman a medianoche de un hospital distante donde una niña diabética de catorce años se encuentra en estado de* shock *y en coma. Pesa 84 kilos.*

*Una niña de ocho años siempre fue gorda. Durante los últimos seis meses se quejó de dolores en la rodilla y cadera y la profesora de gimnasia se dio cuenta que cojeaba. Un cirujano ortopédico diagnosticó un problema de cadera relacionado con el peso y requiere de una cirugía inmediata.*

Bienvenido a mi mundo, donde situaciones como las anteriores se han convertido en lo cotidiano. Soy médico pediatra de cuidados críticos. Esto significa que me paso los días, y en muchas ocasiones las noches, en una unidad de cuidados intensivos pediátricos.

Aquí atiendo a niños sumamente graves, cuyo simple resfriado se convirtió en una neumonía o cuya diarrea empeoró en una deshidratación y a veces en un estado de *shock*. Mientras manejo todos estos problemas al día, cada vez veo más niños cuyo peso está fuera de control y es inadvertido. Si los niños gordos que veo no tienen una enfermedad física debido a su obesidad, entonces tienen un padecimiento emocional a causa de lo mismo. En muchos casos, ambos son reales.

Para mí, la crisis de la obesidad infantil no es un hallazgo reciente. Este problema me frustró durante años. He intentado hablar con los padres de familia, pero muchos lo rechazan o tienen miedo de pensar que por su culpa sus hijos tienen sobrepeso. De modo que simplemente lo aceptan o procuran buscar una explicación racional. "Yo también era gorda" o "nuestra familia es grande", son enunciados que con frecuencia escucho de padres que decidieron aceptar una situación en la que se sienten impotentes. A veces ni siquiera intentan combatirlo.

Mis colegas pediatras en general se sienten igual de indefensos al manejar la obesidad infantil. "Los niños cada vez engordan más", dicen. Culpan a la comida chatarra, la televisión y la falta de educación física en las escuelas. Es un problema complicado para el cual no están capacitados. Resignados, muchos dicen que sólo se trata de un problema de estética, cuyos efectos médicos se percibirán en la edad adulta.

Todo aquél que piense así está en un error. Cualquier médico, o padre de familia, que se refiera a la obesidad infantil como un simple problema estético tiene que ponerse mis zapatos durante unos días. Si vieran la situación desde mi perspectiva, se darían cuenta de que la gordura en realidad puede atentar contra la vida. Un día tras otro veo niños asmáticos con sobrepeso excesivo luchando por respirar, diabéticos recién diagnosticados, algunos con el tipo de enfermedad de adultos. Veo jóvenes tan tímidos y carentes de autoestima que, a causa de años de obesidad, se han perdido las alegrías de la vida.

Luego están los demás niños. Los niños cuya vida tal vez no se vea amenazada, pero su salud y seguridad en sí mismos están en peligro debido a su peso. Las niñas con cintura y caderas anchas. Los niños con papada y pechos. Cuando los demás niños, incluso los padres de familia y profesores, les hacen bromas por su tamaño, los niños a veces se ríen con ellos, en defensa propia. Pero yo sé que no es una risa sincera. Sé que, en el fondo, se les parte el corazón.

No quieren ser gordos, y no saben por qué son gordos. Sólo saben que un día se vieron a sí mismos en el espejo y se dieron cuenta de que no eran como los demás niños. Se preguntan por qué Eriquita tiene una panza plana y piernas delgadas, mientras sus cuerpos son grasosos y flácidos. Se preguntan si podían haber hecho algo mejor o si hicieron algo mal. Buscan ayuda, pero nadie parece ponerles atención. Bueno, quiero que sepan que yo sí me preocupo, y que ahora tengo una solución y, con su ayuda, ¡vamos a solucionar este problema y devolverles a estos niños su vida!

¿Por qué me preocupa? Principalmente por que los niños son mi vida y mi profesión es dar tratamiento a su dolor y angustia. Pero igual de importante es que estuve ahí. Yo también fui un niño gordo.

## El niño gordo: enfrentándome a mi pasado

"Gordinflón". Así me decía mi familia. Algunos todavía lo hacen. Era mi identidad. Al igual que los niños con sobrepeso con quienes trabajo, ser gordo era mi destino. Mi peso dictaba el éxito en lo que hacía, o la falta de él. Era un "raro" en la escuela porque no podía jugar deportes atléticos, salir con chicas, usar ropa de moda o salir con los niños populares. Usted nunca lo entenderá si no ha estado ahí. Aun ahora que físicamente no soy gordo, todavía pienso en mí mismo como gordo.

Incluso a la fecha, mi madre no pierde la oportunidad de recordar mi transformación de ser un niño delgado, tan delgado como un riel hasta los nueve años, cuando me operaron de las amígdalas, a un gordo relegado siempre a comprar en la sección de ropa para robustos. No recuerda estas historias con una finalidad. Para ella es simpático. Pero claro, ella nunca fue una niña gorda.

En cuanto a los efectos físicos de ser un niño con sobrepeso, a los catorce años me tuvieron que operar de la rodilla, supuestamente como resultado de una lesión en el futbol. Debido a la cantidad de tiempo que me quedé sentado en la banca, esta lesión quizá tuvo más que ver con mi gordura que con mi habilidad como atleta. Me detectaron hipertensión cuando quise donar sangre en la preparatoria. La primera vez que evaluaron mi colesterol, siendo joven, estaba alto. A pesar de que por mis antecedentes familiares era propenso a una muerte cardiovascular a temprana edad, rechacé estos síntomas, porque el reconocerlos sería aceptar el problema implícito. Era gordo. Hasta que por fin enfrenté y luché contra mi propio problema de peso, evité las pulseras para la tensión arterial y las básculas en el baño como si fueran una plaga.

Aun así, estos efectos físicos no eran nada comparados con el trauma psicológico de ser un niño gordo y luego un adulto gordo, y con el hecho de que el trauma todavía continúe conmigo, aunque las básculas digan lo contrario. Mi lucha contra la timidez, la inseguridad y la inferioridad empezó desde la infancia. Quizá lo peor fue en secundaria, cuando todo cambia. A esta edad los niños son catalogados por los compañeros, e incluso por sus padres. Está el inteligente, el deportista y el popular. Mi papel, claro está, era el gordo. En el fondo, a la fecha llevo esa etiqueta.

En mi época, los niños gordos eran una minoría, pero en la actualidad más niños que nunca viven con este estigma. El problema de la obesidad infantil nunca ha sido peor: al menos una tercera parte de los jóvenes ahora tienen sobrepeso.[2,3,4] Sin embargo, a pesar de este creciente problema, no se ofrecen soluciones significativas. Ahora que descubrí una solución, espero cambiarlo. He decidido separar para siempre esas dos palabras: gordo y niños.

## Mi camino: cómo descubrí la solución

No hace mucho me resigné a ser gordo para siempre. Intenté de todo. Leí todos los libros sobre nutrición, enfermedades cardiacas, obesidad y ejercicio. Corría diario, ayunaba, perdía unos cuantos kilos y me emocionaba mucho: luego lo recuperaba ¡y después subía más! Cuando me sentí muy desesperado incluso pensé en tomar esos complementos dietéticos líquidos enlatados. Sabía que era inútil y en algunos casos hasta peligroso, pero estaba desesperado. Aun así, nada funcionó.

Tuve que tomar una decisión. Una posibilidad era una vida de privaciones monásticas, negándome todas las delicias culinarias que había probado, combinado con cinco millas al día en la caminadora. O podía aceptar seguir siendo gordo para siempre y continuar participando en las cosas de la vida que me alegraban. Al darme cuenta que mi esposa y yo estábamos educando a dos niños, con viajes a Disney World, fiestas de cumpleaños, comida rápida y todo lo demás, la vida de un monje simplemente no se iba a dar. Y como una de las pocas recompensas que nos damos es una salida ocasional a cenar en un restaurante agradable, no había mucho a lo que pudiéramos renunciar sin privarnos de la alegría de la vida en conjunto.

Así que tiré la toalla. Adelgazar era mucho más que yo. Había una fuerza detrás de este problema que estaba más allá de mi comprensión y control. Si no podía ayudarme a mí mismo, ¿cómo podría ayudar mi profesión a los niños que sufrían de obesidad?

Hasta que un día mi gordura fue más que una preocupación estética. Los problemas de hipertensión y colesterol que siempre ignoré por fin me vencieron. En un examen físico de rutina para el seguro, poco después de mi cuadragésimo segundo cumpleaños, tenía 300 de colesterol y una presión arterial de 150/90. A pesar de que sólo mido 1.75 metros, mi peso se disparó a 90 kilogramos. Me vi obligado a aceptar la realidad. No sólo seguía siendo gordo, sino que oficialmente no estaba sano. Y bueno, tenía que hacer algo, ¿pero qué?

Mi esposa, la luz de mi vida, fue enfermera pediatra de cuidados críticos. Nunca le han interesado los *talk shows* en televisión, pero un día escuchó una entrevista sobre la obesidad. Compararon dos dietas muy conocidas. Una era el conocido programa *Zone*,[5] y el otro *La nueva dieta de Beverly Hills* (Planeta, 2002), escrito por mi coautora Judy Mazel. Se trataba de una versión actualizada y revisada de *The Beverly Hills Diet*, publicado por primera vez en 1981, que fue el pionero en los conceptos de la combinación de alimentos para la pérdida de peso y el mantenimiento, así como el uso de enzimas naturales para estar delgado siempre.[6] Judy habló sobre la función que las enzimas han representado a lo largo de la historia, remontándose al texto chino *Clásicos de la medicina interna del emperador amarillo* (2598-1606 a.C.). En la antigüedad no dependían de estos principios para controlar el peso, sino para fomentar una digestión adecuada.

Judy impresionó a mi esposa. Sus ideas eran claras y lógicas. Aun cuando los principios de *The Beverly Hills Diet* diferían de todo lo que ella aprendió en la escuela de enfermería, su instinto le decía que las palabras de Judy tenían lógica.

Esa noche mi esposa me platicó lo que había visto en la televisión y me dijo que quería que los dos leyéramos el libro de Judy Mazel. Más importante aún, había decidido que los dos empezaríamos la dieta el lunes. Como yo había hecho todo, excepto darme por vencido en bajar el peso que sabía que debía reducir, me imaginé que no tenía nada qué perder al intentarlo. Además, el entusiasmo de mi esposa era contagioso.

Lo que sucedió cambió mi vida. La dieta tuvo un éxito increíble en ambos. En un mes perdí nueve kilos. Continuamos en el programa de mantenimiento y seguimos perdiendo peso. ¡Lo mejor de todo fue que no hubo privaciones! Durante el proceso aprendí acerca de los principios de combinar alimentos y enzimas naturales, las características del método de Judy.

*La nueva dieta de Beverly Hills* fue divertida y sana. Todos los días empezaban con deliciosas frutas, algunas de las cuales jamás había probado, como los exquisitos mangos y la suculenta papaya. La primera semana comimos elote, papas al horno y hasta carne y camarones. Nos habíamos sentido mejor, con más energía, radiantes y llenos de vida que lo que sentimos durante años. Perdíamos peso comiendo con responsabilidad sin limitar los nutrientes que requería nuestro cuerpo. A diferencia de las dietas tradicionales, no perdíamos peso muriéndonos de hambre sino nutriendo nuestro cuerpo. No contamos las calorías o los gramos de grasa. No tomamos complementos alimenticios ni eliminamos todo un grupo alimenticio como las grasas o los carbohidratos. Y en su mayoría, comíamos alimentos naturales, lo más libre de químicos y conservadores posible.

De cierta manera, por accidente habíamos encontrado la respuesta, el milagro que habíamos estado esperando, una forma de comer que nos permitiera disfrutar los alimentos, la comida, una buena salud y estar delgados. Sin duda, Judy Mazel había descubierto la solución al problema de la obesidad.

## Una revelación: ¿funcionaría para los niños?

Casi de inmediato se me ocurrió que *La nueva dieta de Beverly Hills* podría adaptarse para los niños. Después de todo, funcionó: era saludable y no se restringían grupos alimenticios. Los alimentos son naturales y llenos de nutrientes. Ante todo, era seguro. Los niños no deben estar a dieta, en el sentido tradicional, ni deben restringirse los principales grupos alimenticios. *La nueva dieta de Beverly Hills* ofrecía un plan alimenticio equilibrado en la vida y para toda la familia. Era perfecto para el crecimiento y los elevados requerimientos energéticos de los niños.

Es cierto, los conceptos de la dieta en cuanto a la combinación de alimentos y depender de enzimas naturales para promover una digestión eficiente, eran lo opuesto a todo lo que aprendí en la escuela de medicina o el internado. Ahí estaba; nos lavó el cerebro la doctrina de la alimentación moderna organizada, nuestro plan actual de tres alimentos al día, un concepto basado en información errónea e ideas mal planteadas que condujeron a la crisis de obesidad. *La nueva dieta de Beverly Hills* me obligó a replantear todos estos conceptos tradicionales, a aprender una forma de comer que no sólo promoviera el estar delgado, sino que también era más sano que los tres alimentos convencionales al día con los que crecí.

Finalmente decidí escribirle a Judy para decirle cuánto me había afectado su libro. Lo último que esperaba era una respuesta de la autora cuyo libro había encabezado la lista de *bestsellers* del *New York Times.*

Pero me contestó. En una llamada posterior, descubrí que compartía mi pasión por solucionar el problema de la obesidad infantil. Le emocionó saber que sus conceptos podrían aplicarse en niños. Desde mi punto de vista como pediatra y padre de familia, estaba seguro de que el método de Judy podría cambiar la vida de los niños de la misma manera en que lo logró con millones de adultos.

# Dos

## ¿Quiénes son estos niños gordos?

### Existen más niños gordos que nunca, y la cifra va en aumento

Las estadísticas son asombrosas. Uno de cada tres niños tiene sobrepeso, si no es que de hecho es obeso, y la cifra continúa en ascenso. Se estima que en los últimos veinte años, la obesidad aumentó 54 por ciento entre los niños de seis a once años y 39 por ciento entre los adolescentes de doce a diecisiete años.[7]

A pesar de las estadísticas, la obesidad infantil sigue siendo difícil de definir, aun por los expertos en nutrición infantil y control de peso.[8] Parte de la dificultad radica en la forma de definir el término. El *Medical Dictionary* de Taber define "obesidad" como "una cantidad anormal de grasa en el cuerpo. El término por lo general se emplea cuando el individuo tiene de 20 a 30 por ciento de sobrepeso promedio para su edad, sexo y estatura. La obesidad es el resultado de un desequilibrio entre los alimentos ingeridos y la energía gastada, pero la causa implícita generalmente es bastante compleja y difícil de tratar".[9]

El *Nelson's Textbook of Pediatrics*, la "biblia" para casi todos los pediatras, se pierde un poco cuando trata de definir la obesidad. El libro afirma que no existe "una delimitación exacta" entre un niño obeso y uno que no lo es, y que "en la práctica, el diagnóstico se realiza a partir de la apariencia del niño" en vez de un número arbitrario de kilogramos en exceso.[10] Las tablas y las gráficas pueden ser de utilidad, continúa diciendo Nelson, pero la grasa se encuentra básicamente en el ojo de quien la tiene.[11, 12]

El tratamiento de la obesidad es un problema clínico más que estadístico. Debido a que la "sobrenutrición" de la obesidad tiende a acelerar la estatura, los niños gordos por lo general son más altos que los niños de su edad. Las características faciales por lo general parecen pequeñas y delicadas en relación con las mejillas llenitas. El tejido con exceso de grasa en los niños a menudo da la impresión de que se les están desarrollando los senos. El abdomen, tanto de los niños como de las niñas, puede ser protuberante y en ocasiones colgarle sobre el cinturón. Los genitales externos de los niños pueden parecer desmesuradamente pequeños, lo que a veces propicia una consulta al pediatra, cuando de hecho el problema sólo es que el pene está incrustado en grasa. Los antebrazos, muslos y glúteos acumulan grasa y, en casos extremos, incluso pueden presentar estrías. Los niños con exceso de sobrepeso pueden tener trastornos en el modo de caminar debido al incremento de peso en las piernas y caderas. La presencia de esta característica confirma el diagnóstico de obesidad.

Por otra parte existen aquellos niños que simplemente son "gorditos" (aunque no obesos). En muchas ocasiones, sus padres, maestros y pediatras disculpan su peso como "normal para este niño" o "sin sobrepeso para su estatura" o con alguna otra explicación. ¡Dígale eso a los compañeros de esos niños, que no necesitan de tablas de estatura/peso para reconocer a un niño gordo, y lo identifican como tal.

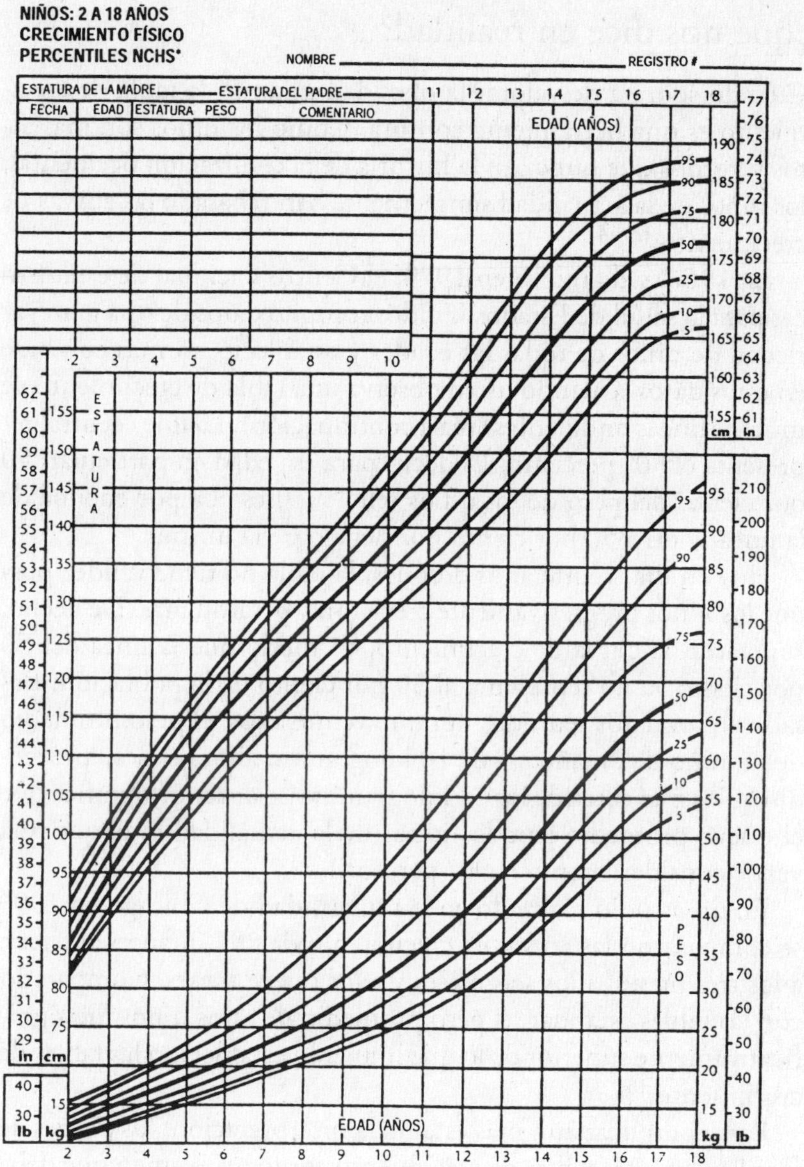

**NIÑOS: 2 A 18 AÑOS**
**CRECIMIENTO FÍSICO**
**PERCENTILES NCHS***

NOMBRE ________ REGISTRO # ________



* NCHS: Centro Nacional de Estadísticas para la Salud de Estados Unidos.

## La tabla de crecimiento: ¿qué nos dice en realidad?

Cuando se trata de valorar la obesidad infantil, la tabla de crecimiento es una herramienta confusa. Como los niños son más altos y gordos que nunca en la historia de la civilización occidental, los niños de la actualidad simplemente han rebasado las curvas de crecimiento.[13, 14]

En 1966, y de nuevo en 1979, el Centro nacional de estadísticas para la salud de Estados Unidos recopiló datos de una gran variedad de niños de todas las edades y estableció normas con base en estos datos. Cuando usted observa una tabla de crecimiento ve muchas líneas ondulantes (vea a continuación). La línea central representa el 50° percentil. Es decir, para esa edad en particular, 50 por ciento del peso de los niños (en 1979) estaba por encima de la línea, y otro 50 por ciento por debajo de la misma.

Hoy en día, veinte años después, la tabla no tiene validez porque los niños progresivamente crecieron y pesaron más. De hecho, superaron la curva de crecimiento, de modo que la línea del 50 por ciento ya no representa al 50 por ciento de la población. Basado en los datos reunidos durante veinte años, el peso promedio de un niño de un año era de 10 kilogramos, ahora el peso promedio quizá esté cerca de los 11 kilogramos. Lo anterior significa que el nuevo promedio para los niños de la actualidad es el que una vez se consideró como el 90° percentil.

En un estudio realizado en la universidad de Chicago en 1996 se compararon las curvas de crecimiento de 897 infantes al nacer, a los tres meses, a los seis meses y a los nueve meses. Comparado con las tablas estándar, el peso promedio de estos niños fue significativamente superior de lo que hubieran establecido las tablas de crecimiento.[15]

Para complicar aún más esta mala interpretación, los padres de familia ven estas tablas de crecimiento como un examen que debe pasarse. Una parte muy importante del examen de un niño sano, en especial durante los primeros meses de vida, es trazar el peso del niño en la curva de crecimiento. Para la mayoría de los padres, éste es el punto máximo del examen del "bebé sano", sobre el que hablan en el trabajo con sus amistades al día siguiente. En nuestro mundo enfocado a las metas, los padres de familia comparan el progreso de su hijo en la tabla de crecimiento y usan los resultados como el objetivo de su éxito como padres. De hecho ellos, al igual que lo hicimos mi esposa y yo, con frecuencia no sienten que triunfaron si no califican con al menos 90 por ciento. En nuestra ingenuidad sobre lo que significa el bienestar, nos esforzamos por lograr que nuestros hijos lleguen al 90°percentil del peso, sin darnos cuenta de que con esto establecemos el escenario para la obesidad, condición que acechará al niño por el resto de su vida.

Cuando me referí a que los niños son más grandes que nunca, me refiero a "más grandes", no sólo más pesados. Antes de la pubertad, los niños más gordos también son los más altos. Por eso son imprecisas las tablas de estatura y peso. Un niño con sobrepeso puede parecer normal por su excesiva estatura, cuando en realidad se encuentra en un estado de obesidad. Un especialista pediátrico en obesidad le dijo a una de nuestras niñas, que en la actualidad utiliza el programa para niños delgados y en forma, que su peso de 43 kilos no era un problema grave porque medía 1.21 metros. ¡Al médico no pareció importarle que la niña sólo tuviera cinco años!

Los expertos ahora se dan cuenta de que las tablas de crecimiento ya no representan la realidad, pero ¿cómo se imagina usted que pretenden solucionar esta discrepancia? ¿Con una campaña masiva sobre salud pública para que el peso de los niños regrese al orden? ¡Por supuesto que no! En cambio, trabajan sobre nuevas tablas de crecimiento basadas en la información actual, datos que incluso el médico general dice que representan una crisis de obesidad infantil. ¡De hecho, estamos condonando la obesidad al trazar de nuevo las curvas de crecimiento para ajustarla! Es como si se redujeran los requisitos de lectura en las escuelas públicas de modo que menos niños parezcan analfabetas. Cambiar las curvas de crecimiento sin duda disfrazará la crisis nacional de obesidad. Pero aún así, existirá la misma cantidad de niños gordos con los mismos problemas psicológicos, sociológicos y médicos.

Un fenómeno similar ocurrió hace varios años cuando el peso de los adultos ya no se correlacionaba con las tablas existentes que preparó una reconocida compañía de seguros. La solución de la compañía fue simplemente revisar las tablas y permitir pesos más altos en estaturas determinadas. Con ello sólo se daba la impresión de que tener sobrepeso o incluso ser obeso, era de alguna manera la condición natural de la humanidad.[16] Cuando se criticaron las tablas nuevas por dar permiso implícito a los adultos de ser gordos, la opinión pública obligó a la compañía a regresar a las tablas originales. Pero ese juego de manos no hizo que desapareciera la obesidad.

## El problema con los recién nacidos

Los recién nacidos también son más grandes.[17] Mientras continúa el debate sobre si cambió substancialmente el peso de nacimiento durante los últimos veinte años, no existe un debate en cuanto a que los extremos en ambas puntas del espectro son más distantes. Cada vez hay bebés más grandes y más pequeños. A través del milagro neonatal de la unidad de cuidados intensivos, sobreviven más bebés prematuros que nunca con un peso menor a un kilogramo. Ellos representan una punta del espectro. En la otra punta se encuentran los bebés "gigantes" desde 4.5 hasta 5.5 kilogramos. Hace veinte años, un bebé de 4 kilogramos se consideraba bastante grande. Ahora estos bebés son comunes.

Al respecto, mi personal y yo observamos a todos los recién nacidos durante una semana completa en el área más grande de Tampa. Descubrimos que 30 por ciento tenían un sobrepeso de 3.6 kilos; 15 por ciento, 4 kilos ¡y 5 por ciento tenían más de 4.5 kilos!

Sin embargo, el problema no sólo es que los niños estén más grandes, sino que crecen a una velocidad sorprendente. Durante siglos, la norma ha sido que los niños dupliquen su peso de nacimiento en cinco meses y lo tripliquen al año. Por tanto, los bebés de 3 kilogramos pesarían 6 kilogramos a los cinco meses y 9 kilos en su primer año. Pero actualmente, un bebé de 3 kilos puede pesar los 6 en sólo tres meses y medio, y 13 kilos en un año.

¿Qué provoca el auge del "bebé grande"? Los expertos no parecen tener idea alguna. La persona común podría explicarlo como una evolución, pero ¿es ésta posible en una generación? Lo único que evolucionó, además de nuestras pautas alimentarias, es el uso de químicos, conservadores, esteroides y hormonas de crecimiento en nuestros alimentos. Lo anterior es particularmente verídico en la carne, el pollo, la leche y otros productos lácteos. No sólo me preocupa que estos químicos formen parte importante en el fenómeno de la obesidad infantil, sino que no puedo evitar preguntarme si estas sustancias, en especial las hormonas que se agregan a los alimentos, también afectan al nonato.

"Eres lo que comes" es un cliché muy gastado, aunque en sentido literal y figurativo es bastante cierto. El cuerpo humano se constituye de nutrientes, vitaminas, minerales, aminoácidos, glucosa, lípidos y agua. Los nutrientes son los productos secundarios, resultado de los alimentos que ingerimos. Los nutrientes se convierten en nuestra carne, sangre y energía. Del mismo modo que un automóvil sólo puede andar con gasolina, nuestro cuerpo sólo puede funcionar con nutrientes. Si le vierte un refresco al tanque de gasolina de su automóvil, permanecerá ahí, almacenado y sin usar. Así nuestro cuerpo no puede convertir los químicos en nutrientes. No se pueden utilizar ni eliminar, más bien se almacenan en las células, los tejidos y los órganos de nuestro cuerpo.

Por tanto, los aditivos que contaminan nuestros alimentos se almacenan en nuestro cuerpo, sumándose a nuestro peso y, en caso de embarazo, a nuestros hijos nonatos. ¿Qué papel juegan estos químicos en el feto en desarrollo? A pesar de la falta de información concreta, ¿no es posible que los químicos y hormonas influyan en el peso cada vez más alto al nacer, así como en el crecimiento rápido de los recién nacidos?

# Tres

# ¿Qué dice la ciencia acerca de la obesidad infantil?

## El estado actual de las investigaciones: la ayuda de los expertos

Nunca me ha interesado mucho la nutrición. Al igual que varios médicos, en la facultad de medicina dediqué las pocas semanas obligatorias a la bioquímica aprendiendo lo esencial de los carbohidratos, el metabolismo de la grasa y las proteínas, memorizaba para los exámenes y después me olvidaba de ello. En la práctica, cuando necesitaba asesoría sobre nutrición para mis pacientes, dependía de lo que me decían los nutriólogos en el hospital. Lo anterior facilita que los médicos eviten enfrentarse cara a cara con temas de nutrición. Sin embargo, lo que no podría ignorar fue la creciente cantidad de niños con exceso de peso.

Cuando descubrí *La nueva dieta de Beverly Hills*, me di cuenta que había tropezado con una probable cura, la cual radica en trabajar con el sistema digestivo, mediante el uso de las enzimas que se encuentran por naturaleza en los alimentos, y evitando los alimentos con químicos, conservadores y hormonas.

Decidí investigar qué era lo que la comunidad científica había descubierto en cuanto a la obesidad infantil y revisé la literatura médica. Aun cuando el volumen de las investigaciones era muy extenso, se repetían una y otra vez los mismos temas y soluciones básicas.

Lo que aprendí en horas de investigación en la biblioteca médica se puede resumir en unas cuantas observaciones: hay más niños gordos que nunca; la obesidad infantil conduce a muchos otros problemas de salud; la grasa es nociva y nos puede matar; la proteína es buena y nos hará vivir para siempre; los niños no hacen suficiente ejercicio; los niños ven demasiada televisión; los padres de familia gordos tienen hijos gordos.[18,19]

En ninguna parte encontré alguna mención a las enzimas o las formas en que los alimentos se pueden combinar para estimular la digestión adecuada.

Es evidente que la investigación de Judy Mazel no refleja la ciencia establecida. La mayoría de los médicos se niegan a aceptar las enzimas y la combinación de alimentos como planteamientos graves para la obesidad.[20] A pesar de los millones de dólares que tenemos que gastar en subsidios para investigación (muchos patrocinados por la industria alimentaria), los expertos nunca han podido tener una visión fresca e imparcial para solucionar la crisis de la obesidad infantil.

Un día, mientras investigaba en la computadora para la realización de este libro, encontré una nueva definición sobre la obesidad infantil. Me dio tristeza pensar que era el único consejo que podía ofrecerse a padres de familia que buscaban con desesperación soluciones para uno de los problemas más frustrantes en la vida.

> "La obesidad se presenta cuando el peso de su hijo es superior al 20 por ciento o más, según el considerado como normal para su estatura. Los niños obesos por lo general nacen grandes y suben de peso con rapidez. La tendencia a subir de peso quizá sea hereditaria. La mayoría de los niños obesos na-

cen con exceso de células grasas y una mayor capacidad para almacenar grasa. El cuidado adecuado de la salud incluye descartar ciertos problemas endocrinos, dar tratamiento a problemas de salud subyacentes y establecer buenos hábitos alimentarios permanentes. La paciencia, la determinación, un elevado grado de motivación y un buen sentido del humor son requisitos constantes para un tratamiento exitoso."[21]

No conozco niños que consideren su obesidad motivo de risa.

## La combinación de alimentos puede no tener aprobación científica, pero funciona

En 1981, Judy Mazel escribió *The Beverly Hills Diet* con base en los conceptos de la combinación consciente de alimentos y la forma en que las enzimas se presentan de manera natural en éstos para ayudar a la digestión. Esta filosofía es el pilar del programa alimentario de delgados y en forma. Cuando un alimento se digiere de manera inadecuada o ineficiente, en lugar de metabolizarse se almacena en el cuerpo. El alimento no digerido se convierte en grasa. Para evitar la mala digestión, los alimentos deben ingerirse en ciertas combinaciones para así optimizar la actividad de nuestras enzimas digestivas. Debido a que muchas frutas contienen enzimas digestivas naturales, deberán comerse a primera hora en la mañana.

¿Qué son las enzimas? Técnicamente, son biocatalizadores; reactores químicos que convierten los alimentos en nutrientes. Son lo que transforman una hamburguesa y unas papas a la francesa en vitaminas y minerales. Las enzimas por separado realizan funciones digestivas muy particulares.

Enzimas específicas trabajan en grupos alimenticios específicos. No todas las enzimas son compatibles. De hecho, muchas son antagónicas entre sí cuando los alimentos se ingieren en combinaciones incorrectas. Ciertas combinaciones de alimentos pueden provocar la inactividad de enzimas específicas. En la facultad de medicina estudiamos el ciclo Krebs del ácido cítrico, serie de reacciones enzimáticas a través de las cuales los carbohidratos, las grasas y las proteínas se digieren para producir dióxido de carbono, agua y energía. Mediante la combinación de alimentos recomendados en el programa para niños delgados y en forma, hacemos más eficiente el ciclo de Krebs al quemar los nutrientes en energía, en lugar de almacenarlos como grasa.

Soy practicante, no investigador, y reconozco la necesidad de someter estas teorías a investigaciones científicas básicas y sólidas. No obstante, mi práctica me coloca en las primeras líneas del problema de la obesidad y ante toda su fuerza de destrucción. Desde mi punto de vista, la "combinación consciente" de alimentos y el uso de las enzimas naturales es seguro y práctico. Yo mismo he usado estas teorías. Con base en mi experiencia, y con absoluta confianza, exhorto a quien tenga problemas de peso a que haga lo mismo. El tiempo es de fundamental importancia, y esperar a que la ciencia experimental tradicional compruebe lo que ya comprobaron todos aquellos que siguieron este estilo de alimentación, conduciría a demoras inaceptables para atacar este problema. Si no me cree, ¡nada más pregúntele a los niños obesos!

Ha llegado el momento de encabezar la cruzada contra la obesidad infantil, de salvar a millones de niños que son gordos y cuya salud mental y física está sufriendo debido a ello. Es hora de que la comunidad de investigación someta las teorías de Mazel a los rigores de la investigación científica a fin de determinar si estos principios no ortodoxos tienen validez científica. Estamos en un punto de la lucha donde deben investigarse todas las vías de la esperanza.

# Cuatro

# La grasa: lo que es y lo que no es

## Mitos sobre subir de peso

**Herencia: Todo está en los genes**

Se ha hecho un gran esfuerzo al tratar de culpar a la constitución genética de los padres de familia por el hecho de que los niños engorden. Hace poco tiempo, científicos localizaron los genes que consideraron contribuían a la propensión de ciertas personas a la obesidad.[22] Pero, al igual que todos los argumentos sobre la naturaleza contra la nutrición, nunca podremos responsabilizar totalmente al ADN por el problema de la obesidad. Aun cuando es cierto que el ADN representa una función importante en el tipo de cuerpo (hombros anchos, piernas largas, cuerpo pequeño, etcétera), la gordura no es un tipo de cuerpo. Es una condición, un resultado final. Somos gordos por lo que nos llevamos a la boca. Los padres de familia gordos tienen hijos gordos porque ingieren los mismos alimentos de la misma manera.

Los científicos confían en que a partir de las investigaciones genéticas encuentren un medicamento que nos permita comer lo que sea sin engordar. Como sucedió con FenPhen, que era una "pastilla maravillosa", una solución rápida que dio como resultado la tragedia de un daño cardiaco irreparable. ¿Acaso no es más lógico que se experimente con la manera en que combinamos nuestros alimentos al estilo Mazel, en vez de tomarse una pastilla que atenta contra nuestra vida?

Un buen ejemplo de que la genética no es la respuesta al problema de la obesidad se refleja al ver parejas de matrimonios. El sentido común nos dice que los esposos y las esposas no tienen genes en común, pero muchos se parecen entre sí en el tipo de cuerpo después de años de comer lo mismo de igual forma. Lo que comparten son sus hábitos alimenticios, no su ADN.

Mi preocupación principal respecto a la conclusión de que nuestro ADN predetermina la obesidad, es que nos invitará a culpar a nuestros genes y rendirnos a ser gordos. Aun cuando los genes determinan todo en el cuerpo (y por ende no cabe duda de que representan una función importante en el fenómeno de la grasa), no debemos perder de vista el hecho de que los hábitos de los padres de familia se transmiten a los hijos con la misma facilidad que los cromosomas. Quizá no podemos cambiar nuestros genes, ¡pero podemos hacer algo con nuestra forma de comer!

**¿Serán las glándulas?**

Cuando lleva a su hijo al pediatra porque tiene sobrepeso, la primera acción es solicitar un estudio médico para determinar si existe una base clínica para el problema. Las anormalidades endocrinas (glandulares) como el hipotiroidismo o la enfermedad de Cushing, a veces pueden provocar obesidad. Sin embargo, son muy raras; de hecho, menos del 1 por ciento de los niños con sobrepeso tienen una explicación endocrina o metabólica para su problema de peso. No sólo son raros, sino también a menudo se diagnostican mediante antecedentes o exámenes físicos. Asimismo, son tratables.

**¿Se trata de una evolución?**

¿Acaso los niños son más altos y gordos simplemente porque los seres humanos estamos evolucionando en especies más grandes?

Si conoce la teoría de Darwin, no. Según Darwin, las especies evolucionan en respuesta a una amenaza a su sobrevivencia. A no ser que el resultado sea más jugadores para la NBA o la NFL, el ser más alto y gordo no nos ofrece una ventaja de sobrevivencia. Más bien, convertirnos en gigantes provoca que suframos más enfermedades y seamos más propensos a una muerte prematura.

**¿Es o no por falta de ejercicio?**

Cuando se trata de ejercicio, encontramos una cultura de paradojas. Existen centros de acondicionamiento físico en casi cada esquina de las ciudades más importantes, y el número de personas que hace ejercicio aeróbico con regularidad es cada vez mayor. De igual modo, a pesar de que hay una mayor cantidad de actividades deportivas infantiles organizadas, los niños son más débiles y tienen menor rendimiento que antes. De hecho, formamos parte de una sociedad obsesionada con el ejercicio y el atletismo, corremos a centros de acondicionamiento físico, a actividades deportivas y a las tiendas de productos deportivos y, sin embargo, cuando regresamos de estos templos del sudor a nuestra casa u oficina, somos más sedentarios que nunca en la historia de la humanidad. Naturalmente que lo anterior también sucede con los niños.

A pesar de la explosión de industrias generadas por la obsesión por el ejercicio (muchas de cuyos líderes da la casualidad que tienen sobrepeso), es obvio que el incremento de ejercicio por sí mismo ni siquiera se acerca a la solución del problema de la obesidad. Es cierto: construye fortaleza muscular, coordinación y agilidad, y alimenta el sentimiento de que, mentalmente, la gente está más conectada con su yo físico, y es vital para el desarrollo de una mente y cuerpo sanos, al cual Mazel se refiere como el estrechamiento de la separación mente y cuerpo. Perder peso y ganar autoestima tiene una mayor probabilidad de éxito si se coordina con el programa de ejercicios diseñado para curar esta separación.

Entonces, si no se trata de falta de ejercicio, si de hecho hacemos más ejercicio que nunca, ¿cuál es el problema? Lo que ha cambiado en los últimos veinte, cincuenta y cien años no necesariamente es el ejercicio, sino el movimiento. Hace veinte años, los niños regresaban de la escuela y jugaban dos o tres horas hasta antes de cenar. Participaban en una actividad sostenida con flexión muscular, usando todas las partes de su cuerpo, y lo hacían sin ni siquiera darse cuenta del bien que les hacía.

Incluso los adultos se mueven mucho menos que antes. Hace años, la gente se iba caminando a donde necesitara llegar, y realizaban más trabajo manual como parte de su vida diaria. Paleaban la nieve sin máquinas que la quitaran por uno. Cortaban el césped sin el uso de cortadoras con impulso propio. Quitaban la maleza a mano y tallaban los pisos con las manos y de rodillas. La fuerza era uno de nuestros recursos naturales más valiosos. Ahora dependemos de nuestro cerebro en vez del músculo, y nuestro cuerpo está mucho menos activo que lo que solía estar. La industria del ejercicio busca llenar el vacío de actividad. Lo irónico es que hoy en día vivimos en una cultura donde pagamos dinero para trasladarnos al centro de acondicionamiento físico para hacer ejercicio, y luego ¡le pagamos a alguien más para que arregle nuestro jardín!

**¿Se debe a la televisión?**

Durante años, el televisor ha sido el responsable del incremento de la obesidad infantil. ¡Algunos incluso culpan al control remoto! Ver la televisión no es un fenómeno nuevo y, sin embargo, la obesidad infantil se disparó sólo en los últimos veinte años. Los estudios indican que los niños ven más televisión que nunca. Pero esto debe tomarse con cierto escepticismo. Después de todo, los niños están más ocupados que antes, en especial desde que también tienen computadoras y juegos de video.

Desde luego, la televisión y la obesidad no están totalmente desvinculadas. Cierto, los niños están sentados y ven la televisión en vez de correr y jugar, y se le da cierta credibilidad al argumento de que el tiempo frente a la televisión es el momento perfecto para consumir botanas que no son sanas y producen grasa. Como alguien que consumió muchas bolsas de papas fritas frente a las repeticiones de *Andy Griffith* y *La isla de Gilligan*, sé que parte del gusto por ver televisión sin poner atención es estar masticando algo. La maravilla del programa de delgados y en forma es que se puede comer, ver televisión y crecer más delgado.

**¿Se debe a la grasa que ingerimos?**

Por fin llegó el momento de que aclaremos la función de la grasa en la nutrición y la obesidad. Me sorprende que con todo lo que hemos leído sobre la grasa y las dietas, nadie se haya tomado el tiempo para aclarar la diferencia entre la grasa como un nutriente vitalmente importante, y la grasa que aparece en los empaques de los alimentos. Este último es el que, de hecho, nos hace engordar.

Nos han lavado el cerebro con las industrias de alimentos "sin grasa" y "bajos en grasa", las cuales son más grandes y poderosas, tanto en la producción de alimentos, como en la información que distribuyen. En cuanto las avenidas principales formaron parte de la ecuación, la industria de la publicidad vio la oportunidad de capitalizar convenciendo a la gente de que toda la grasa es mala, y crearon productos que sustituyeron la grasa con substancias químicas no digeribles.

Lo único que tuvo que hacer la industria fue convencer a los padres de familia, a los trabajadores en el ramo de la atención a la salud y a los educadores, que si los niños comen alimentos "bajos en grasa", tendrán menor probabilidad de convertirse en adultos gordos. Una vez que se inculcó de manera sólida en la mente nacional, se terminó el lavado de cerebro.

Sin duda, este pensamiento ha dominado cada aspecto de la vida moderna; nada más vea la televisión una tarde. Cuente la cantidad de veces que se menciona el contenido de grasa cuando se anuncia un alimento. Vaya al supermercado. Si se da cuenta, existe la alternativa de bajo en grasa y sin grasa para casi cada producto en el mercado, en especial los diseñados para niños. Nosotros, como sociedad, ahora comemos menos grasa que antes, aun cuando estamos más gordos que nunca. En esa locura e ingenuidad, estamos privando a nuestro cuerpo de un nutriente muy necesario.

Al restringir las grasas afectamos a nuestros hijos, atrofiando su crecimiento y retardando su desarrollo. Cuando se limitan las calorías por grasa, de hecho restringimos la grasa nutritiva. Así es, todos necesitamos grasa. Pero los niños necesitan aún más. ¿Por qué? Porque sus sistemas nervioso, endocrino e inmunológico están en desarrollo. Si usted cree que está cubriendo las necesidades nutrimentales al contar el contenido de grasa en el costado de los empaques, está equivocado. Esos números no nos indican sobre la grasa nutritiva, nada más usan la misma terminología. Permítame explicarle.

Las grasas, o lípidos, están compuestas de ácidos grasos. El cuerpo puede producir algunas, mas no todas. Los llamados ácidos grasos esenciales, ácidos linoleicos y oleicos, sólo se pueden obtener por medio de los alimentos que ingerimos. Son vitales para una buena salud y el desarrollo corporal de los jóvenes.

Debido a que son esenciales para el desarrollo de las paredes celulares y las estructuras celulares internas, el cerebro de nonatos y recién nacidos y los sistemas nervioso e inmunológico, son vitales para la buena salud. Las grasas también son componentes esenciales de muchas hormonas importantes. Los ácidos grasos esenciales también deben estar presentes para el metabolismo adecuado de otros tejidos grasos en el cuerpo. Sin ellos, puede aumentar la grasa corporal total. ¿Qué hay de la lecitina, otra sustancia que no produce el cuerpo? Al igual que los ácidos grasos esenciales, sólo puede obtenerse de los alimentos que ingerimos. La lecitina es crucial para el desarrollo del sistema nervioso, en especial para los recubrimientos neuronales necesarios para la conducción nerviosa y para conservar las concentraciones aceptables de colesterol.

Cuando nosotros, los padres de familia, contamos los gramos de grasa en el costados de los empaques de todos los alimentos preparados que compramos, en realidad ¿qué estamos haciendo? Mientras contamos y limitamos las calorías por grasa, ignoramos el valor de la grasa nutritiva en la dieta. Es decir, al limitar el total de gramos de grasa al día, también restringimos nutrientes vitales, los ácidos grasos esenciales, que son absolutamente necesarios para el crecimiento y desarrollo normal.

Si todavía le es confuso, no se preocupe, porque el programa delgados y en forma no cuenta los gramos de grasa. En cambio, minimiza las grasas hidrogenadas potencialmente dañinas presentes en los alimentos procesados. Con un balance adecuado de los grupos alimenticios y la inclusión de alimentos que contienen grasa nutritiva, todas las grasas se metabolizarán con eficacia sin provocar el incremento de la grasa corporal.

**¿Son demasiadas calorías?**

¿Qué es una caloría? En términos técnicos, una kilocaloría, o caloría, es una unidad de energía calórica que se produce al quemarse un nutriente. Cuando se metaboliza un gramo de carbohidrato se producen cuatro calorías de energía. Las proteínas también producen cuatro calorías por gramo. Las grasas, el mayor acaparador de energía, produce nueve calorías al metabolizar un gramo. De modo que, contrario a lo que la industria alimenticia y dietética quisieran que usted creyera, en realidad no "comemos" calorías. Cuando ingerimos nutrientes no ingerimos energía, sino energía potencial que se convierte en energía una vez metabolizada.

Cuando almacenamos nutrientes en vez de quemarlos para producir calorías (energía) con eficiencia, nos volvemos obesos. La ineficiencia del metabolismo (que no ocurre si practica la combinación consciente), los resultados en el almacenamiento de nutrientes y la acumulación de demasiados nutrientes, dan como resultado la obesidad.

Por eso el programa alimentario de delgados y en forma no depende de la suma de calorías para bajar de peso. Las calorías de la energía potencial que consumimos no reflejan el número de calorías reales que se producen y la cantidad de alimentos no digeridos que se almacenan. Es hora de liberarnos de la ecuación de balancear el número de calorías que consumimos contra la cantidad de las mismas que quemamos. Lo que ingerimos son alimentos que se descomponen en nutrientes y se queman para obtener combustible en forma de una caloría. La respuesta a nuestro problema de peso radica en una mejor comprensión y, con suerte, en controlar este proceso de combustión y la etapa metabólica de digestión, y no contar las calorías antes de que se conviertan en las mismas.

## ¿Realmente qué provoca engordar?

**La obsesión por las proteínas**

Como sociedad, estamos obsesionados con las proteínas y creo que ingerimos demasiadas. Ese es un motivo por el cual muchos niños tienen sobrepeso. Los niños menores de tres años sólo necesitan un gramo de proteína por libra (453.59 g) al día, los niños mayores y los adolescentes requieren la mitad.[23] Debido al contenido de proteínas en una dieta occidental, son requisitos muy sencillos de cubrir.

Un aspecto importante de nuestro plan alimentario es que las proteínas son difíciles de digerir en comparación con los carbohidratos y las grasas. Cuando están presentes en cantidades importantes, las proteínas no sólo trabajan más despacio, sino también obstruyen la digestión de carbohidratos y grasas, conducen a que los alimentos no se digirieran y a la obesidad. La clave para estar delgado es una digestión adecuada.

Incluso el libro *The American Academy of Pediatrics Guide to Your Child's Nutrition*, una referencia sobre la nutrición para el hogar, establece que "las proteínas que comen los estadounidenses son tan abundantes en los alimentos, que la mayoría de nosotros, niños y adultos, consumimos más de lo que necesitamos. El exceso de proteínas puede ser un problema más grave que la deficiencia de las mismas".[24]

Sin embargo, seguimos escuchando que necesitamos más proteínas. De hecho, la tendencia popular actual en las dietas es promover las proteínas.[25] Cuando a alguien se le pregunta qué debe contener una dieta balanceada, incluso mis hijos dicen que las proteínas son buenas y la grasa es mala. Y agregan que nunca se llega a ingerir demasiada proteína. Dígale lo mismo a los riñones, bombardeados con toda esa urea, nitrógeno y creatinina por metabolizar.

Nuestro cuerpo está exquisitamente diseñado para quemar nutrientes para combustible de un modo muy específico. Los carbohidratos son la principal fuente de combustible. Cuando se agotan, el cuerpo elige enseguida las grasas, el único nutriente diseñado especialmente para almacenar y conservar energía. Al agotarse las grasas, se usa la proteína, el principal componente estructural del cuerpo, pero sólo cuando se presenta una disminución grave de carbohidratos y grasas, estado que comúnmente se conoce como síndrome clínico de hambre (inanición) o cetosis. Como las proteínas se usan para conformar estructuras celulares y no para crear energía, este metabolismo es una forma increíblemente ineficiente de que el cuerpo produzca combustible.

De hecho, las personas que llevan una dieta alta en proteínas se mueren de hambre, por eso pierden peso a corto plazo con tanto éxito. Pero a largo plazo es muy peligroso.

Cuando el cuerpo metaboliza las grasas y las proteínas en la ausencia de carbohidratos esenciales, se generan productos secundarios tóxicos. Estos productos secundarios se conocen como quetonas o cuerpos cetónicos. Cuando se acumulan hasta un nivel lo bastante alto en el cuerpo, se crea un estado anormal conocido como cetosis. Quienes están en dietas altas en proteínas, las cuales son inseguras, se están buscando una cetosis. Es más, pueden saber que están en un proceso de cetosis porque se sienten sumamente energetizados, y cuando están tan "alto" saben que su dieta alta en proteínas es eficaz. En realidad, esta sensación anuncia el principio de un estado de inanición.

Fisiológicamente, los cuerpos cetónicos se comportan muy parecido a las drogas psicotrópicas. En concentraciones bajas producen una sensación de euforia. En concentraciones elevadas producen somnolencia y desorientación. En niveles incluso más altos puede provocar coma.

Los diabéticos que no reciben suficiente insulina pueden generar este estado con bastante rapidez. El coma observado en diabéticos recién diagnosticados se debe al exceso de cetosis, combinado con la acidosis producida cuando el cuerpo pasa demasiado tiempo sin carbohidratos.

La diferencia entre los diabéticos y quienes hacen dietas altas en proteínas, es que los diabéticos consumen los carbohidratos, pero como carecen de insulina que transporte la glucosa a las células, repiten la inanición celular. El resultado es una descomposición de grasas y proteínas que producen cetosis, la cual conduce al llamado coma diabético.

Como es evidente, la diabetes no tratada representa el ejemplo más severo de deficiencia de carbohidratos. Aun así, es importante darse cuenta que las dietas altas en proteínas y bajas en carbohidratos también pueden producir una cetosis nociva para el cerebro y el sistema nervioso central. Muchas personas que han probado estas dietas caprichosas han padecido de mareos y desmayos ocasionales relacionados con este inadecuado planteamiento alimentario.

Recomendar dietas altas en proteínas a niños y adolescentes es irracional. Los carbohidratos complejos deben ser la clave para el plan alimentario de cada niño, cuando entran al programa delgados y en forma. Son cruciales para la rápida producción de energía que se requiere en la vida activa y permite el equilibrio adecuado de la estructura y el funcionamiento necesarios para el desarrollo del sistema nervioso.

Sin embargo, continúa el mito de perpetuar la proteína. Incluso los medios convencionales parecen ser víctimas de la influencia publicitaria de las industrias de la carne y los productos lácteos. Me dan pena los padres de familia que dependen de lo que leen en las revistas populares y lo que ven en televisión para obtener su información sobre nutrientes. Buscan estas fuentes como autoridades y por tanto creen todo lo que leen en ellas. ¿Deben creer en todo lo que leen?

No hace mucho tiempo, la revista *Good Housekeeping* publicó un artículo muy engañoso de un nutriólogo acreditado, quien afirmó que no había suficientes proteínas en *La nueva dieta de Be-*

*verly Hills*. El autor dijo que al concentrarse en la fruta y los carbohidratos, la gente que participaba en la dieta corría el riesgo de presentar una deficiencia proteínica, y asustaron a los lectores quienes pensaban que sus músculos y órganos empezarían a descomponerse si seguían la dieta.[26] Toda esta histeria surgió porque la dieta no incluía el maravilloso icono dietético de la carne en cada comida. Me da gusto que por fin incluso el Tío Sam les dio "permiso" de ser vegetarianos a aquéllos que así lo eligieron. Hace poco, el gobierno federal actualizó sus lineamientos de nutrición al decirnos que hasta las dietas vegetarianas, siempre y cuando sean muy completas, ofrecen suficientes proteínas para mantener un cuerpo sano.

**Alternativas para las proteínas**

Aun cuando no estoy recomendando que usted o su hijo se hagan vegetarianos, en realidad debe pensar muy en serio en la cantidad de proteína animal que ingieren su hijo y usted. Es recomendable empezar a buscar otras fuentes de proteínas que sean más sencillas de digerir y compitan menos con la digestión de grasas y carbohidratos, fuentes que de hecho son más sanas dados los insecticidas, antibióticos, hormonas y fertilizantes presentes en casi toda la carne que consumimos.

Creo que la soya, una excelente fuente proteínica, podría ser la respuesta a muchos de nuestros problemas de nutrición, sobre todo para los niños. La soya literalmente puede sustituir las proteínas animales en todas las áreas de una dieta. A corto plazo, la soya es muy benéfica ya que proporciona carbohidratos, calcio y fibra. Existe evidencia de que la soya ofrece protección contra enfermedades cardiacas, osteoporosis y elevadas concentraciones de colesterol.

El germen de soya es una inclusión reciente en nuestro repertorio agrícola. Proviene del Lejano Oriente, donde algunos budistas vegetarianos lo consideran casi sagrado. En Estados Unidos, la soya está atrayendo mucha atención debido a su sorprendente versatilidad como una fuente proteínica sana y sin tener que consumir carne.

La soya también tiene otras ventajas. Es una excelente fuente de zinc natural, un elemento que ha comprobado su importancia en una dieta saludable. Contiene fitoestrógenos, un bloqueador receptor de estrógenos, en especial importante ya que los estrógenos encontrados en carnes se han relacionado con cáncer de próstata y mamario. Los fitoestrógenos en la soya bloquean de manera potencial los efectos de estos químicos y las hormonas que protegen contra los carcinógenos encontrados en otros productos alimenticios.[27] ¿Puede también la soya disminuir la influencia potencial que promueve el crecimiento de estas hormonas? Con suerte, las investigaciones actuales nos darán la respuesta a esta pregunta.

**La obsesión por la leche**

La leche de vaca presenta algunos problemas reales cuando se trata de la obesidad y otros aspectos de nutrición en los niños. Debido a una de las campañas de publicidad masiva más exitosa en la historia de la industria alimentaria, se nos ha hecho creer que la leche puede ser el alimento más importante en nuestra dieta. Pero debemos tomar en consideración algunos aspectos críticos:

***a) Contenido de proteínas***

La leche materna contiene cerca de un gramo de proteína por cien centímetros cúbicos de volumen líquido. La leche de vaca contiene cerca de cinco veces esa cantidad.[28] El exceso de proteínas conduce a la obesidad. Puesto que los estadounidenses están obsesionados con el contenido de grasa en la leche y su supuesta relación con la obesidad, la industria láctea desarrolló una variedad de productos bajos en grasa. Pero los niños en crecimiento apetecen la grasa como nutriente, y la leche baja en grasa no los satisface. Conforme toman más leche, consumen más proteínas. A fin de segregar los productos secundarios metabólicos de las proteínas en la leche, requieren tomar más agua, lo cual ocasiona que el niño tome aún más leche, y da como resultado un ciclo vicioso. En nuestros esfuerzos mal encauzados por reducir el contenido de grasa en la leche, saturamos a nuestros hijos con proteínas y calorías innecesarias, empeorando el problema.

### *b) Calcio*

A pesar de que la leche de vaca es una excelente fuente de calcio, en especial desde que se fortificó con vitamina D para una mejor absorción, no es la única fuente.

Los niños también deben obtener el calcio de otros alimentos en su dieta como el germen de soya, semilla de amapola, semilla de ajonjolí, almendras, naranjas y vegetales de hoja verde. Incluso el brócoli, la col y el *bok choy* son excelentes fuentes de calcio.

De manera paradójica, las dietas altas en proteína animal pueden, de hecho, provocar la pérdida de calcio.[29,30,31] El doctor Robert Heaney, investigador de calcio en la universidad Creighton, estima que la hamburguesa de un restaurante de comida rápida deriva en la pérdida de 23 mg de calcio en la orina[32] porque da la casualidad que el metabolismo de las proteínas requiere de un ambiente ácido que estimule la secreción de calcio a través de los riñones. Si tomamos en cuenta que un niño de seis años requiere unos 800 mg al día, es evidente que al cabo del tiempo la ingestión excesiva de proteínas podría conducir a una reducción considerable de calcio. Bien puede ser que la falta de calcio en nuestro hijos en parte se deba a demasiada proteína en la dieta.

### *c) Hormona bovina recombinante del crecimiento*

Este tema tan controversial se discutió ampliamente a principios de la década de los 90, cuando la FDA investigó su seguridad.[33] Hace poco, el tema surgió de nuevo, ya que se empezaron a conocer datos nuevos.

Los granjeros descubrieron que al inyectarse en vacas maduras la hormona bovina del crecimiento, dio como resultado una mayor producción de leche. Con el uso del ADN vacuno y la ingeniería genética, pudieron producir la hormona del crecimiento en tales cantidades que pudieron aplicarse a bajos costos grandes cantidades de ganado vacuno.

Grupos de consumidores abordaron el tema de esta práctica citando los datos de que estas hormonas podrían estimular ciertos tipos de cáncer en adultos mayores. La FDA investigó el asunto y autorizó a los granjeros para que administraran la hormona después de determinar que resultó biológicamente inactiva una vez consumida por los humanos.

Un artículo en el *New York Times* citó un estudio canadiense donde alimentaron ratas con leche de vaca tratada con la hormona del crecimiento.[34] Casi 30 por ciento de las ratas que ingirieron la leche de estas vacas desarrollaron anticuerpos a la hormona bovina del crecimiento. El desarrollo de anticuerpos sugiere que la hormona estaba biológicamente activa en estas ratas. El doctor Michael Hanson, al comentar sobre el estudio, afirmó: "Es evidente que la FDA nos engañó".

Poco después de que este estudio fuera publicado, los senadores Leahy y Jeffords de Vermont, un estado lechero muy importante en Estados Unidos, se comunicaron con la secretaria Donna Shalala exigiendo que se investigara a la FDA en cuanto a si omitieron ciertos datos cuando llegaron a su conclusión original sobre el uso de esta hormona del crecimiento.

Así pues, el tema sigue abierto y mi pregunta es: si la hormona bovina del crecimiento recombinante presenta actividad biológica y puede provocar cáncer, ¿entonces por qué no puede funcionar para lo que se le destinó, generar el crecimiento, y por tanto, contribuir a un crecimiento excesivo cuando los niños la toman en grandes cantidades, o cuando pasa a los nonatos cuyas madres han estado ingiriendo las grandes cantidades de leche que les recomiendan?

Es hora de tomar en serio otras opciones a la leche de vaca de producción comercial, como la leche de soya o leche a partir de arroz. Una vez fortificada con calcio, la soya se convierte en una magnífica alternativa para la leche. Otra alternativa es la leche orgánica de vacas no sujetas a fertilizantes, antibióticos u hormonas.[35]

Conforme el movimiento "orgánico" se vuelve más popular, estas opciones son cada vez más accesibles y menos costosas.

**El papel que desempeñan los dulces**

Los niños siempre comen dulces y no hay mucho que podamos hacer al respecto. El azúcar, ingrediente activo en el dulce, está disponible y es fácil de digerir, metabolizar y absorber. No se puede decir lo mismo de los conservadores, saborizantes artificiales y colorantes que también se encuentran en los dulces. La mayoría de los problemas con respecto a estos aditivos es que no pueden digerirse y en cambio se almacenan en el cuerpo. Al igual que muchas otras substancias no digeridas, hacen que los niños engorden.

El azúcar en el dulce está tan metabolizado que, al darse la opción, el cuerpo prefiere descomponer y absorber esta fuente de energía que es más fácil de obtener que cualquier otro nutriente. Una vez que se cubren las necesidades de energía mediante el azúcar de fácil metabolización en los dulces, se almacenan todos los nutrientes y conservadores. Si un dulce constituye un elevado porcentaje en la dieta de los niños, invariablemente engordarán. También podrían desnutrirse ya que un dulce contiene muy pocos nutrientes diferentes al azúcar pura.

**Botanas altas en sodio**

El sodio es un elemento esencial en la vida. Por lo general se encuentra en combinación con cloruro para formar cloruro de sodio (NaCl), o sal de mesa. La concentración de cloruro de sodio en nuestra sangre es exactamente igual a la de los océanos del planeta a partir de los cuales emergió la vida cuando se formó la tierra. Nuestro cuerpo se esfuerza por mantener esta concentración perfecta de sodio para el funcionamiento óptimo mediante el manejo de nuestro equilibrio de agua.

Imagínese tomar un vaso con agua y llenarlo con sal de mesa. Al agregar más agua, la sal en el vaso de disuelve. Por el contrario, cuando la cantidad de agua en el vaso se reduce la sal se concentra más.

En el cuerpo el proceso tiene un funcionamiento muy similar. Cuando consumimos sodio en exceso, ya sea agregando sal de mesa o comiendo alimentos altos en sodio, nuestro cuerpo se aferra al agua al secretar menos orina, conservando así la concentración de sal en los niveles deseados. A eso se refiere la gente cuando habla de retener agua. El exceso de sal provoca exceso de agua, lo cual causa un peso innecesario.

El sodio se encuentra en casi todo lo que comemos, en especial conservadores artificiales como el nitrato de sodio, sorbinato de sodio y propinato de sodio. Estos aditivos incrementan aún más la cantidad de sodio en el cuerpo.

Luego están las concentraciones increíblemente altas en sodio de las botanas y los alimentos preparados, que dificultan todavía más la batalla contra la obesidad. No obstante, puede darle mucho sabor a sus alimentos sin añadirle sal, al mismo tiempo que recibe el beneficio de bajar de peso. En la segunda parte de este libro, en el capítulo "La alimentación en el programa delgados y en forma", al igual que en el recetario de Judy *The New Beverly Hills Diet Recipes to Forever*, ¡ella le demostrará cómo darle sabor a su dieta evitando la sal!

El deseo de sal adicional es un gusto adquirido. Si no les presentamos a nuestros hijos el salero, nunca sentirían la necesidad de condimentar sus alimentos con sal. No obstante, a muy temprana edad los exponemos a nuestros propios malos hábitos. Por ejemplo, aprenden que muchos alimentos, como las rosetas de maíz, las papas a la francesa e incluso el huevo, sólo saben bien con mucha sal. De hecho, en lugar de mejorar el sabor intrínseco de los alimentos, lo disfraza.

**Venenos agregados a nuestros alimentos**

Un amigo mío que es director de una funeraria dice, en broma, que con todos esos conservadores que en la actualidad agregamos a nuestros alimentos ¡muy pronto ya no tendrá que embalsamar cuerpos! Este humor negro es una advertencia que debe tomarse muy en serio. ¿Qué efectos provocan las toxinas, los conservadores y las hormonas presentes en muchos alimentos hoy en día?

En su libro *Living Healthy in a Toxic World,* David Steinman deja en claro y en pocas palabras este tema.[36] Como humanos, estamos en la cima de la cadena alimenticia. Cuando ingerimos carne de res o pollo criados en granja con fertilizantes y hormonas para mejorar la calidad de la carne, también consumimos estas substancias que se almacenan en la grasa del animal.

Luego están los antibióticos que se administran al ganado que se alimentó para así evitar que adquieran enfermedades infecciosas. Como nadie puede negar la necesidad de conservar nuestro ganado comercial libre de enfermedades, al igual que en la medicina humana, el uso indiscriminado de antibióticos puede contribuir al verdadero y alarmante incremento de bacterias resistentes y enfermedades que cada vez son más difíciles de tratar con nuestros antibióticos actuales.

Los conservadores agregados a los alimentos, después de su procesamiento, tienen la finalidad de extender la vida en anaquel y conservarlo fresco después de llevarlo a casa. Este proceso genera esta pregunta: ¿Por qué, en esta era de rápido transporte global y la reciente proliferación de mega supermercados en casi cada esquina, los alimentos deben conservase tanto tiempo? Por ejemplo, la crema ácida. Hasta hace poco no tenía conservadores, y sin embargo el producto permanecía unos seis meses sin echarse a perder. Ahora de pronto le agregan conservadores. ¿Acaso necesitamos que la crema ácida dure de por vida? Sin duda, la respuesta refleja tintes económicos que tienen que ver con el tiempo que una tienda de abarrotes puede conservar un alimento sin que se eche a perder.

Los conservadores de alimentos no son alimentos ni se metabolizan como tales. ¿Qué les sucede exactamente a estos químicos una vez que se almacenan en los tejidos de nuestro cuerpo? ¿Permanecen en su forma activa y causan estragos en las células? ¿Afectan la forma en que posteriormente se metaboliza la grasa donde se almacenan? O ¿sólo provoca que nuestros hijos y nosotros engordemos en tanto que nuestro cuerpo se convierte en un depósito de enormes cantidades de material no digerible y potencialmente venenoso?

En una época donde podemos emplear las técnicas sanitarias con tecnología de punta, debemos tener la capacidad de criar carnes y cultivar productos agrícolas libres de enfermedades y que de esta manera sean seguros para el consumo humano, sin una cantidad excesiva de químicos y conservadores.

Nunca ha sido más fácil comprar alimentos sanos como ahora, gracias a la creciente popularidad del movimiento de alimentos orgánicos y el crecimiento de cadenas grandes de tiendas naturistas. Estas tiendas han permitido que los alimentos naturistas sean costeables y comerciales, por lo que ahora hay equivalentes saludables para casi todo lo insalubre. Comprar en estas tiendas ha proporcionado a los consumidores opciones accesibles a la creciente oleada de sustitutos de alimentos con tintes químicos.

**¿Podrían ser los almuerzos escolares?**

La misión del programa de almuerzos escolares es proporcionar una tercera parte de las necesidades de nutrición diarias a los niños al mismo tiempo que ofrece una educación de las pautas alimentarias saludables de por vida. El programa tiene una gran influencia de nutriólogos quienes insisten en que la mejor forma de prevenir enfermedades cardiovasculares en la edad adulta es comer desde la infancia alimentos bajos en grasa o bajos en sal.

La teoría de nutrición implícita en los almuerzos escolares es la de la "pirámide alimentaria".[37] El principio básico de la organización de la pirámide es que los granos y carbohidratos complejos son la base que debemos comer casi todos los días. Estos se encuentran en la parte más ancha de la pirámide, al fondo.

Hay dos cosas que no me gustan sobre el uso de la pirámide como base para los almuerzos escolares. Si se le debe restar énfasis a la leche, las carnes, las grasas y los dulces, entonces ¿por qué se encuentran en el pináculo de la pirámide, el cual normalmente se le relacionaba con la estima y el respeto? ¡Tal vez deberíamos presentar la pirámide de cabeza con los granos hasta arriba! De igual modo, si las carnes y los productos lácteos se consideran de importancia secundaria en comparación con los granos, ¿por qué se incluye la carne casi a diario en cada almuerzo? Es difícil romper con la tradición de comer carne en cada alimento, ¿no es así? Incluso para las escuelas.

Lo que en realidad me entristece son las opciones de menú entre las cuales deben elegir los niños. Parece haber una elevada concentración de alimentos como pan de maíz con salchicha y "pavo sorpresa". No estoy diciendo que los niños no deben comer alimentos que les gusten, pero el pan de maíz con salchicha altamente procesada y con muchísima grasa no debe ser lo normal. Cuando me di cuenta que el gobierno federal estadunidense clasificó la cátsup como vegetal para propósitos de su programa subsidiado de almuerzos, entendí que sus prioridades están equivocadas.

En 1996, las agencias gubernamentales estadounidenses responsables se dieron cuenta de que el programa de almuerzos escolares no estaba cumpliendo con su propósito, por lo que publicaron la *Iniciativa de alimentos escolares para niños sanos*, donde hicieron las siguientes recomendaciones:

1. No más del 30 por ciento del total de calorías deben provenir de la grasa.
2. Se le debe dar mayor énfasis a las verduras y los granos.
3. Debe existir equilibrio entre los cinco grupos alimenticios.
4. Debe haber más platillos fuertes vegetarianos, menos carne de res y puerco, y menos alimentos fritos.[38]

Además del énfasis en los porcentajes de grasa, estas recomendaciones mejorarían en gran medida la nutrición, la prevención y el control de la obesidad, y la prevención de problemas de salud posteriores. El problema es llevar a cabo los lineamientos.

Las buenas noticias son que algunas escuelas en Estados Unidos están usando tácticas un tanto ingeniosas para mejorar la calidad de los almuerzos, como introducir en sus programas alimentos típicos de América Latina, Italia, India y el Medio Oriente. Dada la popularidad de los alimentos de dichas culturas, los programas de almuerzos escolares pueden incluir más platillos con frijoles y legumbres como fuentes de proteínas, junto con pasta, arroz y demás carbohidratos complejos. Tienen el beneficio adicional de educar a los estudiantes con respecto a diferentes culturas y formas de alimentarse.

Muchas escuelas también están utilizando con mayor frecuencia los productos de soya. Estos son los primeros pasos prometedores. Como discutimos con anterioridad, la soya es una magnífica fuente de proteínas que se adapta bien al programa alimentario de delgados y en forma debido a su fácil digestión y su amplio espectro de usos, incluidas las hamburguesas vegetarianas, bollos con soya y emparedados de embutido de soya, así como La cocina gourmet infantil de energía pura para delgados y en forma y otras opciones imaginativas que descubrirá. Pero, hasta que el programa de almuerzos escolares adapte sus propias recomendaciones de manera más extensa y dejen de depender de las proteínas de la carne y los productos lácteos como plato fuerte, este programa seguirá siendo el principal colaborador en el problema de la obesidad infantil.

# Cinco

# Cómo alimentar y criar niños: ¡no son sólo adultos pequeños!

Niños y adultos son tan diferentes unos de otros como los perros de los gatos. Este ha sido mi mantra desde que atiendo a niños enfermos. Es lo que les digo a los administradores de hospitales que tratan de ahorrar dinero mediante la sustitución de equipo diseñado para adultos adaptado proporcionalmente para tratar de satisfacer las carencias críticas de las unidades pediátricas. De igual manera no resulta eficiente sustituir con enfermeras para adultos a aquéllas capacitadas de manera específica al cuidado de los niños.

También la nutrición y el control de peso para niños son diferentes de los adultos. La diferencia fisiológica más obvia entre niños y adultos es que los niños aún están creciendo y desarrollándose. En consecuencia, las dietas, en el sentido tradicional, no son apropiadas porque la restricción de calorías o de grupos alimenticios puede ser peligrosa para el desarrollo de cuerpos jóvenes.

Tampoco se puede alimentar a los niños con productos sin grasa o bajos en grasa, tan populares entre los adultos. Los niños necesitan grasa nutritiva pero, como hemos observado, las recomendaciones actuales parecen clasificar todo tipo de grasa en uno solo. La grasa "buena" es absolutamente esencial para los cuerpos en crecimientos y no se debe restringir.

Conforme los niños crecen, su requerimiento nutricional, sus actividades y su nivel de desarrollo continúan cambiando. Lo que funciona para un niño de dos años no es viable para un adolescente de trece. Un plan alimentario efectivo debe ser flexible y "crecer" junto con el niño. A fin de entender un poco mejor estas cuestiones, ahondaremos en cada etapa de nutrición del desarrollo como base para comprender cómo funcionará nuestro plan de delgados y en forma dentro de cada etapa, de manera que pueda adaptarlo a las necesidades específicas emocionales y de nutrición de su hijo.

## El primer año de vida

La nutrición y el crecimiento son prácticamente una obsesión para los padres de familia novicios, y con razón debe serlo. El enfoque de la alimentación que los padres establezcan para sus hijos durante este período sin duda definirá la pauta para el resto de su infancia.

El mejor alimento para los lactantes es la leche materna. Su contenido de proteína, grasa y carbohidratos es justo lo que necesita el cuerpo de un bebé en crecimiento. Las leches de fórmula se inventaron como un sustituto de la leche materna cuando, por alguna razón, la lactancia no era práctica o no se lograba. Aun cuando es evidente que la leche de fórmula no es perfecta debido a su origen artificial, la leche materna también tiene sus desventajas.

La calidad de la leche materna, desde luego, depende de la nutrición de la madre. Si ella ingiere una dieta con muchas substancias químicas, conservadores, aditivos y hormonas, pasarán junto con la leche al bebé con un probable efecto nocivo para su crecimiento. Como la leche de fórmula es un producto manufacturado, también puede contener aditivos.

Hace veinte años, cuando estaba en la facultad de medicina, nos enseñaron que el recién nacido promedio debía duplicar su peso en cinco meses y triplicarlo en un año. En consecuencia, un bebé promedio de 3 kilogramos al nacer, pesará 6 kilogramos a los cinco meses y 9 kilogramos al año. Esto también lo reflejan las tablas de crecimiento mencionadas con anterioridad. Pero como hemos visto, los bebés están creciendo mucho más rápido; muchos duplican su peso de nacimiento a los dos o tres meses. Los padres de familia se equivocan al creer que deben estar haciendo un excelente trabajo ya que su bebé crece más rápido de lo que se anticipaba. Por desgracia, es probable que no sientan lo mismo cuando esta velocidad de crecimiento acelerada continúe a los cinco o seis años, dé como resultado un niño con exceso de peso.

Parte de la explicación al hecho de que suban de peso de forma inadecuada durante el primer año puede ser la combinación incorrecta de los alimentos, como la introducción prematura de alimentos sólidos. Permítame explicarle. A principios del siglo pasado, incluso hasta las décadas de 1920 y 1930, los niños no probaban otro alimento que la leche materna o algún sustituto hasta que cumplían un año. Después se les daban alimentos sólidos. Para la década de 1950, los sólidos se empezaban a introducir a una edad tan temprana como los cuatro meses. Hoy en día, muy pocos bebés alcanzan los cuatro meses sin empezar a consumir cereales, seguidos uno o dos meses después por frutas y verduras. Para cuando tienen nueve o 10 meses ya comen carne y comidas rápidas incluso. Estoy seguro de que han visto los anuncios de las cadenas de comida rápida dirigidos específicamente a sus hijos pequeños. ¡Algunos incluso llegan a sugerir que las madres lleven a sus hijos a la cadena local de comida rápida a probar su primera comida!

¿Por qué la prisa de dar alimentos sólidos a los lactantes? En realidad no existe evidencia científica sólida de que los bebés necesiten otra cosa que la leche materna o la leche de fórmula durante su primer año. Algunos expertos sugieren que si no se introducen sólidos en una etapa temprana, los bebés pueden no desarrollar interés por ellos. Hasta donde yo sé, esto no tiene fundamento. De hecho, algunos pediatras creen que los padres deberían alimentar de nuevo a sus hijos sólo con leche materna o con leche de fórmula tanto como sea posible dentro del primer año de vida.

Cuando hablemos sobre la fisiología digestiva detrás del plan delgados y en forma, verán que las proteínas y los carbohidratos se digieren de manera muy diferente. Durante el primer año de vida, los nutrientes son provistos en forma de proteínas que se encuentran en la leche. Cuando se introducen los carbohidratos de forma prematura, no se digieren con eficacia a causa de los efectos de una mala combinación con las proteínas. Un exceso de alimentos mal digeridos lleva a un exceso de peso. Depender de la leche o de la leche de fórmula por un período más largo puede dar como resultado bebés más delgados y más saludables conforme pasan de la lactancia a su primera infancia.

## El segundo año: pérdida de la grasa de bebé

A fines del primer año de vida, lo que empezó como un hermoso paquete de energía potencial, se convierte en un verdadero ser humano. Los infantes caminan, balbucen, ríen, juegan y se llevan a la boca toda clase de objetos.

En esta etapa, los niños ya no dependen exclusivamente de la leche materna o de la leche de fórmula como fuente principal de nutrientes, ya que sus experiencias alimentarias se amplían en gran medida.

Durante el segundo año de vida el crecimiento es más lento, y se reduce el apetito. Mucha de la actitud melindrosa que los infantes demuestran se debe, en gran medida, al hecho de que su apetito disminuye de manera considerable. Sin embargo, esto puede causar preocupación entre los padres de familia que continúan pensando que es bueno subir de peso. Con frecuencia es entonces cuando se inicia el síndrome de "termínate todo lo que hay en el plato".

Pero es una época en la que los pequeños cuerpecitos sufren cambios. Los niños pierden parte de la grasa que constituyó un gran porcentaje de su peso corporal durante sus primeros nueve meses de vida. Continúan ganando estatura, pero a un ritmo mucho menor. El resultado es que su cuerpo se alarga y se adelgaza.

También experimentan un tremendo crecimiento de talla y una sofisticación de su sistema nervioso. Al final del primer año de vida, el cerebro tiene casi dos tercios del tamaño adulto; para fines del segundo año, tiene cuatro quintos del tamaño adulto.

Debido a este crecimiento, las grasas (que contienen ácidos grasos esenciales y compuestos como la lecitina) son cruciales para el desarrollo del sistema nervioso y nunca deben limitarse. Éstos ácidos y compuestos no pueden obtenerse de las grasas procesadas hidrogenadas que se encuentran en la mayoría de las botanas y productos bajos en grasa.

A la edad de un año, un niño requiere dos gramos de proteína por kilogramo de peso para lograr un sano crecimiento. Por peso corporal, este es el porcentaje más alto de proteína que jamás requerirá. Por ejemplo, un infante de 11 kilogramos necesita como 20 o 25 gramos de proteína por día para mantener un crecimiento adecuado.[39] Cuando una sola rebanada de pan contiene de dos a cuatro gramos de proteína y un vaso de leche contiene nueve gramos de proteína, podrá ver con rapidez lo que esto suma.[40] En otras palabras, una dieta razonablemente balanceada le proporcionará a su infante toda la proteína que necesita para crecer de forma adecuada.

Observe la manera en que comen los niños de 12 a 24 meses y verá que combinan los alimentos de forma natural. Por eso, los platos de los niños tienen divisiones. Ellos sólo quieren comer una cosa a la vez. En realidad preferirían comer sólo su *hot dog* o sus papas fritas o su elote por separado cada vez. Les enseñamos a poner las papas y los chícharos sobre un trozo de carne y a mezclar sus alimentos de maneras que a ellos les parecen totalmente indeseables.

Así que, si los niños quieren comer sólo carbohidratos, déjelos. La siguiente comida tal vez deseen comer sólo proteínas.

Conforme avancemos, se dará cuenta que es hora de quitarnos de una vez por todas el concepto de "comida balanceada". Debemos empezar a pensar en satisfacer el requerimiento de nutrición de un día, de varios días o incluso de una semana, no de cada comida.

Mis hijos, que siempre han sido delgados, a pesar de sus no tan delgados padres, combinan sus alimentos de manera natural. A mi esposa y a mí nos encantaría recibir el crédito por esto, pero ellos hicieron todo por sí solos. Tratamos de servirles las llamadas comidas balanceadas, pero nunca comieron todo. Si les dábamos pollo y tratábamos de agregar papas fritas y verduras, sólo se comían el pollo. En otra ocasión sólo comían las papas y las verduras. Elegían qué comer en esa ocasión y dejaban el resto, sin importar cuánto batalláramos con ellos.

De nuestros hijos podemos aprender mucho sobre instintos, impulsos y comportamientos básicos humanos. Cuando son jóvenes, comen porque su cuerpo les dice que coman, y si lo hay disponible, comen lo que su cuerpo les dice que coman. Si los adultos no los presionan, rara vez combinarán de manera incorrecta los grupos alimenticios. En mi opinión, la prueba de que la combinación de alimentos funciona para prevenir la obesidad infantil es que la mayoría de la gente joven a la que se le ha permitido comer de manera instintiva, un grupo alimenticio a la vez, continúa delgada y en forma.

## Los años preescolares: su mundo se expande

Estos años son en verdad milagrosos. De los tres a los cinco años el crecimiento aún es un poco lento, pero empieza a incrementarse de manera dramática conforme alcanzan la edad escolar. El cuerpo de los niños cambia de modo que ya no parecen bebés. La curva de la espalda baja y la prominente barriga empiezan a desaparecer como a los cuatro años, y las manos y los pies que antes eran regordetes adquieren una apariencia más delgada y madura. Su cabeza y la forma de su cara siguen cambiando y aunque su cerebro casi ha concluido su crecimiento, hay una formidable aceleración de la capacidad intelectual. Su pequeño cerebro y banco de memoria absorben todo a lo que están expuestos, y el lenguaje se encumbra a niveles de sofisticación.

Con la adquisición de nuevas habilidades de lenguaje viene la lucha por el poder con los padres. "No" se convierte en una de sus palabras favoritas. Mucho de esta lucha de poder florece sola a la hora de la comida. Ellos saben lo que les gusta y no sienten temor de expresarlo. La actitud remilgosa que se inició a los dos años puede volverse más militante conforme pasan los años preescolares.

No presione demasiado. Es importante procurar que la hora de la comida sea una situación agradable. Los niños aprenderán que la comida no es divertida si siempre la asocian con gritos y llanto.

Tenga en mente que los requerimientos calóricos y proteínicos en esta etapa son probablemente mucho menores de lo que usted cree. Los niños en esta edad pueden comer casi nada para el desayuno, pero no se preocupe, con el tiempo tendrán hambre, así que lo importante es que cuando por fin quieran comer tengan las opciones correctas a su alcance.

Una vez más, no descarte sus instintos cuando se trate de combinar alimentos. Saque provecho de ello introduciendo un nuevo alimento a la vez. Recuerde que los niños a esta edad tal vez necesiten ver algo en su plato varias veces antes de probarlo. Puede haber días en los que sólo coman un plato de cereal seco. Cuando esto suceda, piense en la buena nutrición en función de una semana completa, no de un día o de una comida. Recuerde también que el cereal también contiene proteínas.

Cuando mi hijo tenía esta edad subsistía de pasta con mantequilla y fruta. Me sentía fuera de mí pensando que si no podía hacer que tomara más leche o que comiera más carne nunca crecería o no saldría bien en la escuela. Ahora he comprobado que estaba equivocado. ¡Está creciendo como hierba mala y su último informe de calificaciones me hizo sentir muy orgulloso! Tal vez él sabía más que yo sobre los nutrientes que requería su cuerpo.

## Los primeros años escolares

Su hijo ahora deja el hogar por largos períodos al día, en tanto convive con sus compañeros, maestros y el personal del comedor de la escuela. Aquí es cuando los niños empiezan a consumir cada vez más alimentos fuera de casa.

En el plano físico, es un período que se caracteriza por un crecimiento constante. Como este es un período muy activo en la vida de un niño, las necesidades calóricas son astronómicas. A esta edad los niños literalmente se agotan cuando queman todos los nutrientes disponibles. Para cubrir la enorme necesidad de energía asequible, los carbohidratos complejos deben ser el sostén de la nutrición. Pan, arroz, pasta y otros carbohidratos complejos, como lo sugiere la pirámide alimentaria, deben ser la base para los niños de esta edad.

El desayuno implica un problema particular durante los años escolares. En general, los niños odian el desayuno, y se tiene muy poco tiempo en las mañanas para librar las batallas necesarias para hacer que coman. Así, con frecuencia, el desayuno termina siendo un pan tostado en el carro camino a la escuela, o medio vaso de jugo de naranja reconstituido (ni siquiera natural) camino a la puerta.

Cuando llevé la dieta de Judy descubrí algo interesante. Mis hijos estaban mucho más interesados en la fruta que yo comía en el desayuno que en los alimentos que intentábamos obligarlos a comer. Así que empecé a compartirla con ellos, ¡y los resultados fueron mucho más placenteros! Piña, mango, una malteada de fresa y sandía eran más excitantes para ellos que los *waffles* congelados o que el cereal con leche. De manera irónica, como les gustaban más las frutas, en realidad terminaron comiendo más. Las frutas eran ligeras, sabrosas, dulces y justo lo que su cuerpo pedía en la mañana. Como pasaba mucho tiempo antes de la hora de la comida, les poníamos un refrigerio para media mañana: cereal o un trozo de rosca. Esto les daba las fuentes de energía más eficientes, que les proporcionaban justo lo que necesitaban para su ocupado y demandante día escolar.

Los primeros años escolares culminan con el repentino crecimiento de la preadolescencia, que en estos días parece ocurrir a una edad cada vez más temprana como resultado directo de la crisis de obesidad. Conforme aumenta la grasa corporal, aumenta la estatura y la madurez sexual arremete mucho antes. Cuando la madurez sexual se presenta antes, también lo hace el sexo, que es por lo que vemos niñas de once años sexualmente activas y madres solteras a los trece. También me preocupa el uso de hormonas de crecimiento en la producción de carne y leche. ¿Podrían estas substancias añadirse a un problema ya de por sí inquietante? En realidad, se necesita de una investigación más profunda para responder a esta pregunta.

Aunque el exceso de peso puede haberse iniciado en los primeros años, durante esta etapa se convierte en todo un problema. Como los niños en edad escolar empiezan a escapar del control de sus padres hacia la esfera de influencia de sus compañeros, la imagen corporal se vuelve más importante. Es entonces cuando los niños realmente empiezan a notar el peso excesivo y cuando comienzan a fastidiar a aquellos niños que ellos perciben como diferentes por ser obesos.

Esta puede ser la edad en la que los padres finalmente se sientan apremiados por ir al pediatra con el fin de encontrar una respuesta a los problemas de peso de su hijo. Aun cuando es probable que surjan muchas sugerencias en estas discusiones, las respuestas definitivas pueden ser elusivas. Hasta ahora no existe una solución efectiva para el problema de la obesidad infantil.

Esto es trágico para el niño, porque a los siete u ocho años es probable que ya se haya provocado gran parte del daño psicológico debido a la obesidad y será extremadamente difícil subsanarlo. ¿Cómo podemos evitarlo? Siendo honestos con nosotros mismos y reconociendo el problema antes de que llegue al extremo. Esto incluye adoptar el método delgados y en forma para nuestra familia antes de que la obesidad asome siquiera como un problema.

## Adolescentes: ¿adultos jóvenes?

La adolescencia es muy compleja, potencialmente frustrante y es tiempo de confusión en la vida de los hijos y de los padres. Es un época de conflicto interminable y, con frecuencia, de resoluciones difíciles. La manera en la que los adolescentes lidian con las relaciones y los conflictos que enfrentan, forja la manera en que lo harán por el resto de su vida.

Los adolescentes se ven obligados a tomar decisiones con base en los valores que les enseñamos como niños. Tienen que lidiar con asuntos inevitables como sexo, drogas, trabajos escolares, ganar dinero, decidir su futuro, relaciones complejas con sus compañeros y la cambiante relación con sus padres de quienes desean independizarse, pero con todo, todavía buscan aceptación. Es tal vez el período más traumático que enfrenta el ser humano durante su desarrollo y se hace increíblemente más difícil si, además, debe lidiar con problemas de peso. Desde un punto de vista optimista, los chicos ya habrán desarrollado pautas saludables de alimentación y de ejercicio para cuando lleguen a esta etapa, pero de no ser así, nunca es demasiado tarde para empezar. Después de todo, ¡vean cuánto me tomó a mí cambiar mis hábitos!

Físicamente, la adolescencia continúa siendo un período de crecimiento increíble, de maduración física y sexual (que, como hemos observado, cada vez se presenta mucho antes) y de vigorosa actividad física que requiere enormes cantidades de energía nutriente. Por esta razón, los carbohidratos complejos deben seguir siendo el sostén de la dieta del adolescente, no se debe enfatizar mucho sobre las proteínas y no se debe restringir la grasa nutritiva.

# Seis

# Entender la nutrición y la digestión: la clave del éxito en el programa para niños delgados y en forma

## El proceso de convertir los alimentos en nutrientes

Mi confiable diccionario médico define "nutrición" como:

> "La suma total de los procesos que intervienen en la absorción y utilización de las substancias alimenticias, por las cuales se lleva a cabo el crecimiento, reparación y mantenimiento de las actividades del cuerpo, ya sea total o parcialmente."[41]

Para incorporar el método alimentario de delgados y en forma en la vida de sus hijos, primero debe entender estos conceptos. En su forma más sencilla, la nutrición es el estudio de cómo se absorben los alimentos, cómo se descomponen e incluso cómo se usan como combustible, cómo se usan para construir tejidos o cómo se almacenan. En general, es la manera en que el alimento que usted come se convierte en usted.

Antes de entrar en mayor detalle, revisemos algunos conceptos básicos:

1. Su cuerpo convierte los alimentos en nutrientes. Los nutrientes, vitaminas, minerales, aminoácidos, glucosa, lípidos y agua, son necesarios para sustentar la vida.
2. Las enzimas llevan a cabo la digestión; la descomposición de los alimentos en nutrientes. Las enzimas con diminutas proteínas que provocan las reacciones químicas. Son producidas por el cuerpo o están presentes en los alimentos que ingerimos.
3. Las enzimas tienen trabajos muy específicos por hacer y sólo pueden funcionar de manera correcta si trabajan en el ambiente adecuado. Existen enzimas específicas para la descomposición de cada grupo alimenticio, carbohidratos, proteínas y grasas, y sólo pueden trabajar con su grupo alimenticio designado.
4. Las enzimas no sólo tienen trabajos específicos; además, una enzima no puede hacer el trabajo de otra. Lo que es más, la actividad de una puede en realidad inhibir la actividad de otra.

Existen literalmente cientos de enzimas que provocan millones de reacciones químicas que diario se llevan a cabo en el cuerpo. Las enzimas median todo, desde controlar la presión sanguínea hasta metabolizar el Tylenol que se tomó anoche para el dolor de cabeza. Sin embargo, para entender la digestión sólo necesitamos examinar algunas enzimas específicas. Ellas son la clave para entender el proceso digestivo y por qué nuestra actual tendencia a mezclar los alimentos es tan problemática.

El estudio de las enzimas se basa en descubrimientos relativamente recientes realizados en los últimos ciento veinte años. Las enzimas mismas apenas se descubrieron en 1878; pasaron casi cincuenta años antes de que se cristalizaran en un laboratorio. En realidad, el entendimiento sobre el funcionamiento de las enzimas data apenas de 1967. Hoy en día se siguen descubriendo enzimas nuevas con sus respectivos efectos. La humanidad simplemente no sabía sobre las enzimas cuando empezamos a darle énfasis a la mezcla de alimentos en nuestra dieta.[42]

Las siguientes enzimas son particularmente importantes en la digestión:

*Tialina.* Uno de los componentes de la saliva, la tialina es una enzima amilasa segregada por las glándulas en las mejillas y debajo de la lengua. Su actividad específica es descomponer uno de los enlaces químicos en la molécula que forma el almidón para descomponer los carbohidratos. Cuando su madre le decía que masticara bien la comida tal vez no sabía nada sobre la tialina, pero de manera instintiva sabía que era saludable.

*Pepsina.* Enzima secretada en el estómago, controlada por una hormona llamada gastrina. Su trabajo es ayudar en la descomposición de las proteínas en aminoácidos, en el estómago y en el intestino delgado.

*Amilasa pancreática.* Al igual que la tialina, esta enzima actúa principalmente para descomponer carbohidratos, pero es liberada por el páncreas en lugar de las glándulas salivales.

*Lipasa.* Esta enzima, también secretada por el páncreas, actúa para descomponer las grasas en el intestino delgado.

Aun cuando no es una enzima, es importante mencionar el ácido clorhídrico. Secretado en grandes cantidades por el estómago, afecta de manera significativa la actividad de todas las enzimas antes mencionadas. Por ejemplo, las proteínas no se pueden descomponer de manera efectiva por la pepsina si no lo hace en un ambiente ácido creado por la presencia del ácido clorhídrico.

Para entender cómo funcionan estas enzimas a fin de transformar los alimentos en nutrientes, debemos examinar y entender cada etapa del proceso: digestión, absorción, metabolismo y eliminación.

## Digestión: poner a trabajar las enzimas

Conforme pasa el alimento de la boca al esófago, luego al estómago y por último a los intestinos, se descompone de manera sistemática en componentes nutritivos que absorbe el intestino delgado.

En la boca, el proceso de masticar activa la producción de saliva que contiene tialina, que de forma inmediata empieza a descomponer carbohidratos. Las proteínas, grasas y ese grupo único de los carbohidratos, las frutas, pasan a través de la boca casi intactos en su camino hacia el estómago.

Una vez en el estómago, los carbohidratos se descomponen en fragmentos de carbono, que a su vez se descomponen en enzimas en el intestino delgado. Este proceso funciona en un ambiente alcalino. Una vez que el estómago se vuelve ácido, debido a la presencia de proteínas, ya no trabaja bien en la descomposición de carbohidratos.

La descomposición de la grasa también se inicia en el estómago. La grasa, en su preparación para su eventual descomposición y absorción posterior en el intestino delgado, es ablandada por el ácido.

Si el estómago prepara de manera adecuada los alimentos, éstos finalmente se descomponen en nutrientes que pueden absorberse al llegar al intestino delgado. El páncreas, estimulado por la presencia de grasas y carbohidratos parcialmente descompuestos, secreta amilasa pancreática y lipasa, que descomponen los alimentos en componentes nutritivos aprovechables. El intestino delgado, de varios metros de longitud, absorbe estos nutrientes y los libera en el torrente sanguíneo.

Las frutas son una categoría única de alimentos que merece especial atención. Aunque técnicamente se clasifican como carbohidratos, en realidad son una clase única. Muchas contienen sus propias enzimas y no requieren de la acción de las enzimas de la boca, del estómago ni del intestino delgado para digerirse. La descomposición y absorción de las frutas ocurre de manera tan rápida, que las primeras mordidas de una piña con frecuencia son transportadas en el torrente sanguíneo ¡inclusive antes de terminar la fruta!

## Absorción

Esta es la segunda etapa del proceso digestivo donde al fin se alimentan todas las células del cuerpo. Lo que empezó como un emparedado de jamón, una caja de trozos de pollo empanizado o un pastelito, se descompone en sus elementos más básicos: carbono, aminoácidos o lípidos. Estos nutrientes viajan a través de los intestinos hacia el torrente sanguíneo, donde se transportan por kilómetros de arterias, arteriolas y capilares, para finalmente llegar a cada célula del cuerpo proporcionando así la nutrición necesaria para la función celular.

## Metabolismo

En la tercera etapa del proceso digestivo, las células finalmente llegan a realizar sus funciones designadas, dependientes de la energía y de los bloques de construcción que reciben. Este es un concepto de vital importancia. Es la razón por la cual la mayoría de las dietas no funcionan. Es muy simple: sin combustible el motor no funciona. Si las células no se alimentan no harán su trabajo. Esto significa que no se generará energía, no se formará músculo ni se producirán las enzimas vitales para el proceso digestivo. La mayoría de las dietas restringen grupos alimenticios de manera que nuestros cuerpos no reciben el 60 por ciento de carbohidratos, el 20 por ciento de proteína y el 20 por ciento de grasa necesarios para una nutrición adecuada, de manera que el cuerpo trabaja de manera ineficaz. El tan llamado "metabolismo lento" o la sensación de letargo que muchas personas experimentan cuando inician una dieta se debe a que las células del cuerpo no reciben nutrientes suficientes para metabolizar con eficacia. En esencia, están mal nutridas.

## Eliminación

Esta es la etapa final del proceso digestivo. Aunque parece ser la etapa con la cual se obsesionan la mayoría de las personas, es quizá la menos importante desde el punto de vista netamente nutricional. Aun así, es crítica para el control de peso, porque cada gramo pesa, sin importar su forma dentro del cuerpo. Una digestión ineficaz provoca una eliminación ineficaz y una constipación, que sólo se agrega al exceso de peso.

Esta es una etapa donde los nutrientes que no utiliza el cuerpo para la producción de energía o para la formación de células, se eliminan junto con los productos de desecho de las proteínas y carbohidratos metabolizados. Esto no significa sólo la pérdida a través de la orina y de la materia fecal. El cuerpo también elimina agua, electrolitos y minerales a través de la piel y dióxido de carbono a través de la respiración. En conjunto, es un proceso muy complejo y eficiente que utiliza sólo lo que el cuerpo necesita y recicla a la madre naturaleza lo que ya no requiere.

## Resumen

Un mal funcionamiento en alguna etapa del camino puede dar como resultado una interrupción en el proceso digestivo, cuya consecuencia es la obesidad y, en casos extremos, la desnutrición.

En la obesidad, el mal funcionamiento parece ocurrir en la primera etapa de la digestión, la etapa en la cual los alimentos se convierten en nutrientes. De manera muy simple, el exceso de peso es resultado de la mala digestión. Suena como indigestión, ¿verdad? De hecho la indigestión y todos sus síntomas (gases, acidez, retortijones, constipación y/o diarrea) pueden ser una señal de mala digestión. Cuando los alimentos se digieren de manera ineficaz, la grasa no se queda atrás. El exceso de peso ocurre cuando cualquier cosa que se ha ingerido, ya sean o no alimentos como sustancias químicas, conservadores y endulzantes artificiales, no se digiere, absorbe, metaboliza o elimina.

En la segunda parte de este libro exploraremos más a fondo este concepto y conoceremos cómo aplicarlo a la vida de nuestros hijos. Sin embargo, primero veamos más de cerca los requerimientos nutrimentales y su vital importancia para el funcionamiento adecuado del cuerpo humano.

## Agua

Sin agua sencillamente no podemos sobrevivir. El cuerpo de un adulto está compuesto de 60 a 65 por ciento de agua, mientras que el cuerpo de un infante contiene de 70 a 75 por ciento. El agua representa una función integral en casi todas las funciones corporales incluidos todos los procesos digestivos. Muchos alimentos, como las frutas y verduras, contienen grandes cantidades de agua, mientras que las proteínas contienen muy poca. Para digerir las proteínas, se deben consumir grandes cantidades de agua. Cuando una persona no bebe suficientes líquidos, el agua se obtiene de las células del cuerpo dando como resultado la deshidratación. Éste es en realidad el peso que una persona pierde en una dieta alta en proteínas.

Los intercambios de agua que ocurren cada día en el cuerpo son astronómicos. Por ejemplo, un niño de 20 kilogramos requiere un mínimo de un litro de agua al día, mientras que el adolescente promedio de catorce años requiere de dos litros y medio a tres por día. Cada día, los niños pierden cerca del 5 por ciento del agua corporal en materia fecal, con la pérdida adicional de agua dividida entre la evaporación a través de la piel y la pérdida urinaria. Cuando un niño sufre de diarrea o de fiebre, o cuando está expuesto a un calor extremo, la pérdida de agua es aún mayor.

El agua simple debe ser parte integral de la dieta de su hijo e introducirse a una edad temprana en la infancia, en vez de depender de los jugos de fruta concentrados y las bebidas de electrolitos cargadas de sodio y azúcar.

## Aminoácidos

Las proteínas consisten en 24 aminoácidos, nueve de los cuales se consideran esenciales porque el cuerpo no pueden producirlos y deben ingerirse por medio de los alimentos. Los nombres de estos nueve son: treonina, valina, leucina, isoleucina, lisina, triptofano, fenilalanina, metionina e histidina. Los 15 restantes no se consideran esenciales porque el cuerpo los produce.

Los aminoácidos actúan como bloques de construcción para todas las estructuras del cuerpo, incluidos músculos, piel, órganos, sangre y cabello. Asimismo, se pueden usar para producir energía, pero sólo cuando el cuerpo agota sus reservas de carbohidratos. En los estados de inanición (cetosis), los músculos y, con el tiempo los órganos, se ven afectados debido a que las proteínas se descomponen para producir energía.

## Glucosa

La glucosa, derivada de los carbohidratos, es nuestro combustible final. La producción de glucosa a partir de carbohidratos es rápida y eficiente, y la energía obtenida es casi inmediata.

El metabolismo de la glucosa en energía es mucho más eficiente que la energía de las proteínas. Por tanto, es evidente que los carbohidratos son una mejor fuente de energía que las proteínas, en especial para los niños, cuya demanda de energía debida a la actividad y al crecimiento es alta e inmediata.

## Lípidos

Los lípidos son producto de la descomposición de las grasas y son críticos para el crecimiento y el desarrollo del cuerpo humano. Algunos ácidos grasos (componentes de la grasa) son esenciales y deben incluirse en la dieta. Cuando la cantidad de dichas grasas se limita en la dieta, el cuerpo quiere más de todo lo demás hasta que satisface la necesidad de estas grasas. En otras palabras, usted sólo desea seguir comiendo. Esta es una razón de peso por la que las dietas bajas en o sin grasa no mantienen delgada a la gente. Terminan por consumir más calorías sólo para satisfacer las necesidades de grasas esenciales. Esta es también la razón por la que las personas pueden y consumen porciones tan grandes cuando comen comida chatarra (alimentos procesados). Sienten hambre porque, aunque sus cuerpos están consumiendo grasa, no es grasa natural y nunca se sienten satisfechos en verdad.

## Vitaminas

Las vitaminas son compuestos orgánicos necesarios en cantidades muy pequeñas como auxiliares en ciertas reacciones químicas que se requieren para el crecimiento y mantenimiento.[43] Es decir, llevan a cabo el proceso de la vida. En este sentido, se parecen a las enzimas. Sin ellas, las complejas funciones del cuerpo humano no pueden llevarse a cabo de manera efectiva. En una dieta bien balanceada, cantidades suficientes de vitaminas llevan a cabo con éxito las funciones corporales. La mejor fuente de vitaminas son los alimentos nutritivos, pero los suplementos vitamínicos pueden servir como complemento garantizando.

## Minerales

Al igual que las vitaminas, los minerales son compuestos inorgánicos necesarios para llevar a cabo el proceso de la vida. Similar al reciente interés popular por las vitaminas y los alimentos naturales, existe una corriente de interés, investigación y estudios sobre la función que representan los minerales para ayudar al cuerpo en sus funciones vitales. Ahora nos damos cuenta cuán importantes son como componentes de una dieta saludable. El calcio, magnesio, potasio, sodio, fósforo, azufre y cloro son importantes para la función celular normal. Los elementos menores como fluoruro, cobre, zinc, cromo y manganeso juegan papeles importantes en el metabolismo. El selenio, silicón, boro, níquel, aluminio, arsénico, bromo, molibdeno y estroncio, presentes en la mayoría de las dietas, también tienen una participación importante en la compleja maquinaria del cuerpo.

## ¿Existe vida sin los "tres cuadros"?

Como resultado de nuestra discusión sobre la nutrición básica, espero que empiece a comprender la digestión y el papel que las enzimas juegan en el proceso de mantenernos delgados. La causa implícita en el problema de la obesidad no es lo que comemos, sino cómo combinamos lo que consumimos.

El punto fundamental del problema es que, al ingerir comidas de tres cuadros (así se les llama porque contienen alimentos de todos los grupos alimenticios) cada día, combinamos alimentos de manera que gran parte no se digiere, absorbe o metaboliza de manera eficiente. Cada vez que se ingiere una comida de cuadro, el alimento no digerido se almacena. Cuando se almacena demasiada comida no digerida, engordamos. Realmente es así de simple.

Entonces, ¿por qué nos estancamos en esta inculcada costumbre de comer todos los grupos alimenticios a la vez?

En los primeros años de la humanidad, la gente comía cuando tenía hambre y cuando había alimentos disponibles. El ser humano casi siempre subsistía de nueces y productos vegetales. Con el tiempo, aprendieron a moler algunos de estos productos para crear pan (carbohidratos complejos). Si eran afortunados de vivir en una región donde hubiera fruta disponible, siempre tenían a la mano una fuente de buena nutrición y deliciosos sabores. Satisfacían su antojo de carne sólo de manera intermitente, cuando la cacería era exitosa. Cuando así sucedía, se hartaban de carne hasta que ésta se terminaba. No acompañaban la carne con papas ni verduras. Comían la carne sola hasta que se terminaba o se pudría. Luego, regresaban a los antiguos productos básicos: frutas, vegetales y granos.

Con el tiempo, el hombre se volvió más organizado y desarrolló la agricultura, de la cual surgió el concepto de propiedad de la tierra. A partir de ello, nació la necesidad de las comunidades, los gobiernos, los reinos, el feudalismo, el nacionalismo y, desde luego, de la guerra, pero ¡esa es otra historia!

Con el progreso de la agricultura, la gente podía mantener una provisión de alimentos constante. Al abandonar la vida nómada, alguna vez necesaria para la búsqueda de alimento, empezaron a convivir más con sus compañeros. Los festines y los festivales de comida como tema central se volvieron más populares. Ya fuera por celebrar festivales religiosos, fases de la luna o por la abundancia de la cosecha, partir el pan con los amigos y los seres amados se convirtió en el centro de la experiencia humana. Algunos incluso celebraban el simple hecho de que ¡había comida disponible!

Poco ha cambiado en términos del papel que la comida desempeña en los festines modernos, en los días festivos e incluso en las comidas de negocios. Pero nuestro problema actual es que no sólo nos hartamos cuando celebramos, ¡comemos como si cada comida fuera un festín, como si cada día fuera festivo!

Durante el siglo XIX, diversos desarrollos simultáneos afectaron la manera en que nuestra cultura visualizaba la comida. Primero fue la revolución industrial. El desarrollo de maquinaria, transportes, de la producción y del comercio llevaron a la gente a las ciudades. Al mismo tiempo, explotaron la ciencia y el conocimiento médico. La nutrición como una disciplina científica nació mientras la medicina dilucidaba sobre los principios de la bioquímica y el metabolismo. Pero el papel que desempeñan las enzimas en la digestión aún no se entendía bien o quizá ni siquiera se tomaba en consideración.

Conforme los nutriólogos trataban de resolver el dogma de las necesidades nutrimentales básicas, la revolución industrial originó presiones económicas para un plan alimentario estructurado y organizado. El desayuno, la comida y la cena encajaban de manera muy conveniente en el horario del día laboral de las fábricas, dando oportunidad de que se proporcionara una nutrición adecuada a las masas.

Cuando los nutriólogos empezaron a formular sus recomendaciones concernientes a los buenos hábitos alimentarios, el concepto de las tres comidas se convirtió en una necesidad económica. A fin de asegurar una buena salud, recomendaban que se incluyeran elementos de todos los grupos alimenticios, carbohidratos, grasas, proteínas y frutas, en cada comida. Ellos no sabían nada de los efectos que la combinación de alimentos tendría en una digestión deficiente.

¿Por qué, si la gente ha estado combinando o combinando mal los grupos alimenticios todos estos años, apenas hace relativamente poco las personas desarrollaron problemas de obesidad? se preguntará usted.

Para empezar, ya no hacemos sólo tres comidas, ¡comemos todo el día! Todo lo que hacemos y a todos los lugares a los que vamos están relacionados con la comida. Esto significa que la mala combinación de alimentos ocurre todo el día. Los alimentos nunca tienen suficiente tiempo para ser digeridos antes de que nuestro sistema sea retado con aún más alimento. Esto genera montañas de alimentos no digeridos que sólo se van acumulando y provocan que engordemos cada vez más.

Luego está el aspecto de la calidad de los alimentos. Los alimentos que consumíamos hace cincuenta años eran alimentos reales. No incluían substancias químicas, conservadores, hormonas o insecticidas. Aun cuando se han realizado muchas investigaciones acerca de la relación entre estas substancias y enfermedades como el cáncer, se ha investigado poco, si no es que nada, respecto al efecto de estas substancias sobre la digestión y el metabolismo. ¿Acaso no tiene sentido que si mucho de lo que hoy en día comen los niños es artificial bien podría existir una correlación?

Muchos nutriólogos afirman que nuestra creciente longevidad es producto de nuestra famosa dieta "saludable". Desde luego que estoy en desacuerdo. El aumento en nuestra expectativa de vida tiene poco que ver con nuestra dieta, que es todo menos saludable y mucho que ver con los adelantos médicos como los antibióticos, el tratamiento de enfermedades cardiovasculares y el cáncer, los avances en cuidados intensivos y la atención a los traumas. Mire la forma en que han salvado vidas los cinturones de seguridad, las bolsas de aire y la campaña de concientización referente a la relación entre el tabaco y el cáncer. A juzgar desde la perspectiva de cómo se ha extendido la obesidad infantil, la forma de alimentarse de nuestra cultura actual puede en realidad contribuir a la presencia de más enfermedades, en lugar de contribuir a la salud y la longevidad.

## Combinación de grupos alimenticios: el punto fundamental del programa para niños delgados y en forma

Aquí es donde se unen nuestros conocimientos acerca de los grupos alimenticios, la digestión y las enzimas. Ahora podemos usar esta información para entender cómo combinar grupos alimenticios y promover una óptima producción de energía al mismo tiempo que se previene la obesidad.

De hecho, todos los alimentos consisten en las tres categorías de nutrientes. El pan, un carbohidrato, también contiene un poco de proteínas y grasa. Incluso la sandía cuenta con ciertas proteínas. Pero cuando los alimentos se descomponen en sus elementos básicos, si tiene 51 por ciento de glucosa, el plan delgados y en forma lo considera como carbohidrato, sin importar su demás componentes. Si el alimento consta de 51 por ciento de aminoácidos, el plan lo considera proteína. Para propósitos de digestión, un alimento se considera miembro del grupo alimenticio según su mayor accionista. Por ejemplo, la pasta se considera un carbohidrato aun cuando contiene ciertas proteínas, en tanto que las carnes se consideran proteínas porque se forman principalmente de aminoácidos.

He aquí un rápido desglose de cómo se digieren los principales grupos alimenticios:

*Frutas*. Se absorben casi de inmediato, no requieren enzimas del cuerpo porque contienen las propias.

*Carbohidratos*. Se metabolizan principalmente mediante la tialina que se segrega en la boca. Una rápida fuente de energía.

*Proteínas*. Requieren de un complicado proceso digestivo que incluye ácido clorhídrico y pepsina. Toma horas digerirlas.

*Grasas*. No se consideran al diseñar su programa de alimentación. Están presentes en todos los grupos alimenticios, excepto en las frutas, y se digieren de manera que no impide la digestión de los demás grupos. Además necesitamos la grasa nutritiva, y en consecuencia ¡nunca se restringe en este plan alimentario! Lo único con lo que no combinan las grasas es con las frutas.

A continuación le presentamos reglas fáciles de seguir para la combinación consciente de alimentos:

1. La fruta siempre se come sola con el estómago vacío para una rápida absorción. Si se introduce en el sistema digestivo cuando hay otros alimentos presentes, sólo se asentará ahí y su digestión y absorción se bloqueará debido a la presencia de los otros alimentos. Empieza a descomponerse por sí sola por putrefacción, causando gases, indigestión, diarrea y exceso de peso. Como no se digiere de manera correcta, se convertirá en grasa.

2. La mezcla de carbohidratos y proteínas debe reducirse al mínimo: no evitarse ni eliminarse, simplemente reducirse. Una vez que las proteínas llegan al estómago, son estimulados el ácido clorhídrico y la pepsina y se interrumpe la digestión de los carbohidratos. Éstos simplemente no pueden digerirse cuando el estómago se torna ácido. Los carbohidratos no digeridos provocan indigestión y finalmente grasa.

3. Una vez que se empezó por consumir proteína animal, debe continuar comiendo proteínas.

Siete

# La grasa puede ser mortal: la relación entre la obesidad infantil y las enfermedades

Con frecuencia escucho a la gente decir que la obesidad no es tanto un problema de salud como de estética. Mientras las personas estén físicamente en forma, en realidad no importa si tienen sobrepeso. Desde mi punto de vista como pediatra de cuidados intensivos, nada podría estar más alejado de la verdad. Los niños con sobrepeso no sólo tienen riesgo de convertirse en adultos con sobrepeso, sino que también tienen el riesgo de desarrollar problemas médicos ahora, problemas que podrían haberse evitado de no tener sobrepeso.

## ¿Los niños obesos se convierten en adultos obesos?

A menos que se haga algo durante la infancia para prevenirlo, es muy probable que un niño obeso se convierta en un adulto obeso. Según las estadísticas, si un niño tiene sobrepeso a los seis años, su probabilidad de convertirse en un adulto con sobrepeso es del 25 por ciento. Si los niños continúan obesos hasta los doce años, las posibilidades de convertirse en un adulto obeso aumentan hasta 75 por ciento.[44,45,46]

Desde luego, estos números no están grabados en piedra. El problema con estadísticas como éstas es que hacen que las personas sientan que no tienen control sobre el futuro. Al sentirse impotentes deciden que es imposible ayudar a evitar que estos niños se conviertan en adultos obesos. Tal vez digan: "Como mi hijo obeso de cualquier manera va a ser un adulto obeso, ¿por qué iniciar una lucha para tratar de cambiar su vida?"

¡Vaya tontería! Con el plan delgados y en forma, los niños obesos pueden convertirse en niños delgados y en adultos delgados y en forma. Pero para lograr estas metas los padres deben tener el valor de descartar las ideas convencionales sobre la alimentación, la dieta y la digestión.

¿Qué tiene que perder? Sólo el espectro de un niño obeso que crece y se convierte en un adulto obeso, flagelado por problemas de salud que iniciaron su sucio trabajo durante la infancia.

Estudios de autopsias en víctimas jóvenes de accidentes demuestran que las placas grasosas que obstruyen las arterias de muchos adultos ya se encuentran en las arterias coronarias de los adolescentes.

La hipertensión (presión arterial alta) puede comenzar, y con frecuencia se inicia, en la infancia. En niños muy pequeños la presión arterial alta a menudo se debe a enfermedades renales. Pero conforme un niño crece y entra a la adolescencia, la causa más común de hipertensión es la obesidad.

Cuando estos adolescentes con sobrepeso pierden peso, su presión arterial baja. Sin embargo, los adolescentes con presión alta pueden haber sufrido ya daños irreversibles en sus diminutos vasos sanguíneos que suministran a órganos como los riñones.

Aun cuando estos alarmantes hechos se presentan en gente joven, el motivarlos para que cambien su vida es extremadamente difícil. Los niños y los adolescentes creen que son inmortales. Ellos creen en el presente. El futuro lejano es sólo algo abstracto. Por ello hemos diseñado el plan delgados y en forma, para que sea algo divertido más que una privación.

## Asma: respirar es una necesidad

Cada vez más niños padecen asma, incluso la tasa de mortalidad relacionada con esta enfermedad ha aumentado de manera importante en la última década. Los ataques de asma severos son la razón más común por la que ingresan niños en hospitales.[47]

En mi profesión he visto que un creciente número de niños asmáticos son obesos y que los asmáticos con sobrepeso tienden a enfermar más. ¿Reducir la obesidad resolvería el problema del asma? Definitivamente ayudaría. Reducir la obesidad disminuiría la gravedad de los ataques de asma y la mortandad asociada.

El asma es una enfermedad inflamatoria. Se activa debido a infecciones, alergias, polen, toxinas y cambios de temperatura y casi cualquier cosa que colapse los pequeños conductos pulmonares, llamadas vías respiratorias inferiores. Cuando agentes como éstos atacan las vías respiratorias, se inicia un proceso inflamatorio. El fluido, los glóbulos blancos y la mucosidad se abalanzan hacia las vías respiratorias y ocasionan inflamación. Las pequeñas capas de músculo liso alrededor de las vías respiratorias se contraen y estrechan las vías. Obviamente, es más difícil forzar el paso del aire a través de los conductos respiratorios estrechos. El característico silbido relacionado con el asma es el resultado de forzar el paso del aire a través de los conductos estrechos.

Conforme las vías respiratorias se estrechan en forma progresiva, el cuerpo experimenta dificultad para llevar oxígeno a la sangre y al resto del cuerpo. Para compensarlo, el sistema respiratorio empieza a trabajar más. Los niños asmáticos respiran más rápido durante un ataque ya que se les dificulta compensar el inadecuado funcionamiento de sus pulmones.

Aquí es donde los niños obesos tienen problemas.[48,49] En primer lugar, como son más grandes su cuerpo requiere más oxígeno, lo que provoca una presión adicional sobre el corazón y los pulmones. En segundo lugar, la respiración efectiva requiere de un diafragma en funcionamiento. Con un estómago lleno de grasa el diafragma tiene dificultades para descender, lo cual debe suceder para una respiración efectiva. A fin de ayudar a la función de su diafragma y de la pared del pecho, algunos niños con asma tienen que dormir sentados al igual que las personas mayores que padecen enfisema pulmonar.

Durante la respiración relajada, respiramos casi exclusivamente con el diafragma. Cuando el trabajo de respiración aumenta durante una ataque de asma, los músculos de la pared del pecho, de los hombros, el cuello y la espalda deben entrar en acción. Cuando estos músculos se cansan, sobreviene una falla respiratoria. Reunir la fuerza para respirar más fuerte cuando kilos de sobrepeso y centímetros de grasa rodean el pecho, el abdomen y la espalda es como nadar usando pesas. Puede hacerlo un rato, pero con el tiempo se agotará y se ahogará.

Hoy en día existen diversos medicamentos para tratar el asma, muchos de los cuales ofrecen resultados maravillosos. Pero son sólo parte de la respuesta. El resto es el plan delgados y en forma para ayudar a que los niños asmáticos obesos pierdan peso. Me estoy cansando de ver niños asmáticos con severos problemas de sobrepeso que ingresan frecuentemente al hospital, listas de prescripciones tan largas como mi brazo y múltiples especialistas involucrados en su atención médica, pero ninguno de los ellos se enfoca al problema más obvio: la obesidad.

## Obstrucción de las vías respiratorias superiores: asfixia por grasa

La razón por la que hombres de mi edad roncan es que su garganta y faringe están flácidas. Cuando duermen, estas estructuras se relajan y obstruyen el paso de nuestros conductos respiratorios e inhiben la respiración. El sonido del ronquido es resultado de la lucha del aire tratando de pasar por estas estructuras colapsadas.

Lo mismo sucede en los niños obesos. El problema es mucho más grave si también han engrosado sus amígdalas y adenoides. La estructura de su garganta, como el resto de su cuerpo, se ha llenado de tejido graso sin tono muscular y con tendencia a caer en las vías respiratorias, lo cual provoca una obstrucción. Muchos de estos niños sufren amigdalectomías en un esfuerzo desesperado por resolver el problema. Por desgracia, después de despertar de la anestesia, aún están obesos y la obstrucción de sus vías respiratorias superiores no mejora porque el problema subyacente aún no ha sido resuelto.

La obstrucción de las vías respiratorias superiores en niños obesos puede ser muy grave. Cuando los conductos respiratorios se bloquean durante el sueño, los niveles de oxígeno en el torrente sanguíneo disminuyen. Algunas veces la respiración puede cesar por completo y dar como resultado la apnea del sueño. Comúnmente un niño despertará como mecanismo de protección. En ocasiones, alguno de estos niños no puede hacerlo y sobreviene la muerte repentina como resultado de la obesidad.[50]

No obstante, con más frecuencia la obstrucción de las vías respiratorias superiores ocasiona que el niño despierte varias veces durante la noche, lo que da como resultado sueño deficiente, letargo y ansiedad. Durante el día el niño se distrae fácilmente, es incapaz de concentrarse y a veces se muestra hiperactivo. Algunos investigadores han manifestado que muchos niños reciben tratamiento con Ritalin por hiperactividad, cuando en realidad su comportamiento es el resultado de la privación de sueño a causa de la obesidad, misma que se relaciona con la obstrucción de las vías respiratorias superiores.

## Diabetes: ya no es sólo la de tipo infantil

La diabetes es una enfermedad difícil. En la mayoría de los casos la diabetes en un niño significa una sentencia de por vida a dos inyecciones al día, al monitoreo del azúcar en la sangre y a la constante preocupación por las complicaciones. Conozco a muchos niños que padecen esta enfermedad y para mí cada uno de ellos es un héroe. Lo triste es que cada mes diagnosticamos nuevos casos de diabetes.

La mayoría de los niños padecen diabetes del tipo 1 antes conocida como diabetes juvenil. En este caso, el cuerpo simplemente no produce suficiente de su propia insulina. Sin insulina el cuerpo no puede tomar la glucosa del torrente sanguíneo y transportarla a las células, donde pueda procesarse para alimentar las necesidades de energía del cuerpo. Por tanto, la insulina debe obtenerse de una jeringa.

Lo aterrador es que cada vez más diabetes adulta o del tipo 2 se está presentando en jóvenes menores. Esta enfermedad es resultado principalmente de la obesidad.[51] La grasa disminuye la respuesta de las células a la insulina. Es decir, a diferencia de la diabetes tipo 1 el cuerpo produce suficiente insulina, pero los receptores de las células no responden debido a la obesidad. Las células interpretan esto como una deficiencia de insulina. La glucosa no se transporta de manera adecuada a las células y permanece en el torrente sanguíneo donde, con el tiempo, se asienta en los diminutos vasos sanguíneos del corazón, los riñones, los ojos, las articulaciones y del cerebro, donde sólo hará daño.

El tratamiento obvio y necesario es el control de peso. Los adultos con diabetes tipo 2 a menudo pueden tratarla con éxito con sólo perder peso. Si se lleva a cabo de manera adecuada no se requiere de insulina ni se presentan complicaciones a largo plazo.

Este es un problema que no es necesario que los niños enfrenten, en especial si la causa puede prevenirse. La presencia de la diabetes tipo 2 en la población pediátrica es un problema que podría erradicarse por completo si la obesidad pudiera ser eliminada.

## Problemas ortopédicos: una pesada carga

Cargar un cuerpo con sobrepeso todo el día es aplicar una tensión tremenda sobre los huesos y articulaciones, sobre todo cuando el cuerpo está saludable en otros aspectos y se practican deportes, educación física y demás actividades vigorosas en las que participa un chico con un estilo de vida normal, activo y juvenil.

Las placas de crecimiento se localizan en los extremos de los huesos normales de un niño en crecimiento. Éstas son huesos blandos como cartílagos donde las nuevas células óseas se forman a un ritmo espectacular y hacen que los huesos crezcan a lo largo.

El fémur es ese hueso grande del muslo que encaja en la articulación de la cadera. En ocasiones, la sobrecarga por exceso de peso provoca que la placa de crecimiento del fémur resbale, lo que ocasiona un agudo dolor de rodilla o de cadera. Los padres de familia y los maestros pueden observar que el niño a veces cojea un poco. Esto se puede convertir en un problema serio si las partes óseas que resbalan comprimen el suministro de sangre hacia la articulación. En estos casos generalmente se requiere de cirugía.[52]

Hace poco, por primera vez en casi veinte años atendiendo niños, vi a uno de trece años con un disco dislocado en la parte baja de la espalda. Este desorden por lo general ocurre en la edad adulta a causa de una escasa condición física y una distribución inadecuada del peso. Era un niño muy agradable que, de acuerdo con sus padres, subió mucho peso en los últimos dos años. Estaba realmente obeso, odiaba hacer ejercicio y mostraba una escasa condición física. Lo que más le gustaba era montar y saltar a caballo. Después de discutir su caso con el neurólogo, el neurocirujano, el pediatra y los padres, concluimos que el esfuerzo al botar en la silla del caballo, combinado con su obesidad, provocaron demasiada tensión en su débil espalda. Como su espalda no era tan fuerte como para manejar la tensión, requería de una cirugía que normalmente se reserva para personas mayores de cincuenta años.

Aunque estos ejemplos son extremos, es importante entender cómo la obesidad somete los huesos y las articulaciones a una tensión tremenda. Las lesiones que se provocan pueden afectar a un niño de por vida. Aun cuando es importante participar en ejercicios esenciales para promover una mente y cuerpo saludables, los niños no pueden correr, saltar, andar en bicicleta ni nadar si hay mucha grasa de por medio.

## Efectos psicológicos: una cruz que cargar

Todos cargamos una cruz. Y nadie lo sabe mejor que un niño gordo. Y yo lo sé mejor que nadie porque yo fui un niño obeso.

Tal vez esto me da empatía cuando trato con niños con sobrepeso. No obstante, los problemas físicos y psicológicos que enfrenta la gente joven hoy en día son mucho más complejos que cualquier cosa que yo haya experimentado como niño. Esto aumenta el suplicio y la presión.

Sin embargo, una cosa es cierta: el trauma psicológico y emocional que ocasiona la obesidad infantil es en muchas formas más profundo y peligroso que la combinación de todos los efectos puramente físicos.[53]

La depresión es más común entre los niños y los adolescentes de lo que creemos; y es igual de difícil de diagnosticar.[54] La obesidad es un tabú en nuestra cultura, en especial entre los niños. Si los niños son obesos, incluso a los padres de familia les cuesta trabajo admitirlo. Creamos toda clase de excusas. Razonamos y justificamos comportamientos. Pero muchas veces simplemente no admitimos que los niños son obesos.

Esto les provoca a ellos un gran perjuicio. A pesar de que no lo admitamos, estos niños sufren. Si supieran que sus padres reconocen su pena y desean ayudarlos, estarían muy agradecidos y se sentirían mucho menos solos.

### Se empieza por la vergüenza

Una amiga mía es directora de una escuela secundaria. Ella me ha contado muchas historias de terror sobre el trauma psicológico que sufren los chicos obesos. Un muchacho de doce años usa suéteres todos los días para ir a la escuela, incluso en primavera cuando las temperaturas en Florida pueden ser muy altas. Los maestros lo cuestionan y los compañeros lo fastidian. Finalmente, la directora habló con él de manera que no se sintiera amenazado. Este chico era un niño regordete y deseaba cubrir sus senos que se habían desarrollado conforme subía de peso.

No había hablado de esto con nadie. Abrirle su alma a la directora le ayudó, pero imagine cuán feliz se hubiera sentido de haber podido manejar este horrible trauma en casa.

Lo que él sentía era vergüenza y humillación, como si hubiera hecho algo malo. Los senos que estaba desarrollando de manera inadecuada eran recordatorios constantes de que lo que comiera o dejara de hacer, como el ejercicio, lo hacían diferente a los demás niños. Su "deformidad" era su castigo. Lo triste es que sintió que debía recibir un castigo por estar obeso. Y estaba haciendo un muy buen trabajo consigo mismo.

**La pérdida de la autoestima**

Cuando los niños se sienten avergonzados durante mucho tiempo pierden la confianza. ¿Por qué hablar en la clase si sólo se van a burlar de ti por tu apariencia? ¿Por qué participar en algún deporte si no eres bueno en ninguno? ¿Por qué hablar con los miembros del sexo opuesto cuando sabes que a nadie le interesa hablar con alguien gordo? Viva con estas preguntas el tiempo suficiente y seguramente perderá su autoestima.

Algunos niños tratan de compensarlo buscando aceptación en otras áreas.[55] Si no pueden ser populares por la apariencia o por su desempeño en los deportes, tal vez se gane la atención como el bufón de la clase. Conforme crece, los niños tal vez crean que es "buena onda" si falta a clases o si se mete en mil problemas con el director, aun cuando sea obeso.

¿Por qué no ser el más valiente probando drogas que otros temen probar? ¿Por qué no "pedir prestado" unos minutos ese auto sólo para dar un paseo con los amigos? Son ejemplos extremos, pero podrían fácilmente convertirse en verdad. No subestime la soledad que implica ser un niño obeso o hasta dónde puede llegar un niño segregado para pertenecer a un grupo.

**Cuando la soledad lleva a la desesperación**

Los niños se motivan por el deseo de pertenecer, una manifestación del deseo de ser amados. Conforme los niños maduran transfieren esta necesidad de los padres a los compañeros. Para ser amado por sus amigos deben ser como ellos y es ahí donde la situación se torna difícil para los niños obesos.

Usted pensaría que como el número de niños obesos es el más alto de todos los tiempos las cifras serían seguras. Desgraciadamente no es así. Los niños gordos aún son una minoría. Y entre más obesos son menos encajan.

Como a los seis años los niños ya empiezan a percibir a la gente obesa como diferente. De acuerdo con un estudio, la percepción de los niños de la gente obesa es en realidad peor que la percepción de aquéllos con enfermedades que ocasionan desfiguraciones.[56]

Un niño que conozco subió mucho de peso entre preescolar y el tercer grado. Era un niño listo y simpático que a todos agradaba. Pero conforme fue subiendo peso sus compañeros empezaron a molestarlo y pocos niños jugaban con él. Con el tiempo se deprimió mucho y bajó su desempeño escolar. Sus padres, por compasión, lo cambiaron de escuela. Después del primer día estaba feliz. Le dijo a su madre que estaba muy contento porque se había dado cuenta cuán agradable había sido que nadie lo molestara ese día.

En mi profesión veo algunos adolescentes que intentan suicidarse. Rara vez los conozco lo suficiente para descubrir la causa de su desesperación porque los trato sólo hasta que están médicamente estables. Así que escucho lo que es de esperar: un rompimiento con la pareja, odio hacia los padres, un embarazo no deseado, problemas con drogas, problemas con la ley y algunas veces simple depresión. Aun cuando la obesidad nunca se menciona como causa de intento de suicidio, un gran número de estos niños padecen de sobrepeso.

¿Podría el comportamiento, que culminó en su intento de suicidio, tener como origen la obesidad? Es indudable que no hay mayor sentimiento de desesperación que sentirse como un extraño, en especial si es debido a la obesidad. Pero pronto solucionaremos este problema tan deprimente junto con muchos otros, conforme avance en el programa delgados y en forma.

Mi intención al escribir esta sección de niños delgados y en forma es darle a usted una perspectiva del carácter epidémico que esta tomando la obesidad infantil, contarle mi propia historia y sentar las bases para las siguientes secciones: La alimentación, La actitud y El movimiento. Pronto tendrán todas las herramientas necesarias para manejar la obesidad infantil y para ayudarle a su hijo a recuperar su salud y autoestima, ¡ayudándole a adelgazar y estar en forma de por vida!

# SEGUNDA PARTE

# El programa para niños delgados y en forma

# Ocho

# Bienvenido al programa para niños delgados y en forma en acción

Llámenme la chica del cartel por delgada. Como autora de *The Beverly Hills Diet*, la dieta fenómeno que vendió más de un millón de copias, he sido el gurú de la nutrición de personas de la talla de Jack Nicholson, Jodie Foster y María Shriver. Al igual que otras celebridades y personas del *jet-set*, ellos adoptaron mi filosofía de combinar los alimentos con conciencia como una forma para mantenerse delgados. Durante los últimos veinte años he conservado mi propio peso ideal de 46 kilogramos, pasando por el desafío de *gourmets* en seis cruceros en el mundo y del deslumbrante panorama social de Beverly Hills.

Pero no siempre estuve delgada. En la primaria yo era la "dos por cuatro" que no pasaba por la puerta del baño. Aun cuando eso fue hace más de cuarenta años, todavía recuerdo la agonía de soportar el rito anual de iniciación de la clase de gimnasia cuando todos los niños se formaban para pasar a la báscula y ser pesados y medidos. Me la pasaba haciendo maniobras para quedar al final de la fila conforme los demás niños pasaban a la báscula, mientras la maestra anunciaba los resultados en una grabadora. Hasta que llegaba el turno de mi ídolo, Paty Elder. "Treinta y cuatro", anunciaba la maestra con aprobación mientras Paty bajaba con gracia de la báscula. Luego llegaba la hora del espectáculo. El salón enmudecía mientras yo subía a la báscula tratando de hacerme pequeña de alguna manera. "Cincuenta", pronunciaba la maestra con desaprobación. El gimnasio enloquecía y yo me quería morir.

Nunca quise ser gorda. Ningún niño lo desea. De hecho, yo empecé mi vida delgada, pesando al nacer tan sólo 2.5 kilogramos, la hija más chica en una familia con otras dos niñas esbeltas. Crecí como una ágil cosita, siempre danzando y haciendo muecas en los videos familiares. Entonces, a los nueve, al igual que John Monaco, irónicamente, también pasé por un rito de iniciación tan predecible en la década de 1950 como la pubertad; una amigdalectomía. Tengo grabada en la mente la primera imagen que vi cuando salí de la anestesia. Inclinada sobre mí, con una cucharada copeteada de helado, estaba mi madre. ¿Entonces se sembró la semilla de que la comida libera el dolor?

Fue como si el gen que me había mantenido delgada los nueve años anteriores hubiera sido extirpado junto con las amígdalas. La comida que había ingerido toda mi vida de pronto me volvía obesa, justo como lo que experimentó el doctor John Monaco. Antes de que me diera cuenta me había convertido en la niña más gorda de mi clase.

Si usted fue un niño obeso o si es el padre de uno en constante lucha con su peso, usted sabe lo que sucedió después. Yo compensé mi talla fuera de moda como lo haría cualquier marginada de la sociedad brillante, articulada y sensible formando clubes, eligiéndome a mí misma como presidenta e iniciando de nuevo todo el proceso cuando había suficientes votantes para expulsarme. Me convertí en comedora secreta y mi apetito se convirtió en la obsesión de la familia. "No podemos comer productos de salchichonería porque Judy está a dieta", explicaba mi madre a mis hermanas. La misma advertencia aplicaba para el resto de sus alimentos favoritos que ellas podían comer sin subir un gramo. Ahora estaban vetados porque me hacían engordar. Esta privación que les impusieron a ellas por mi obesidad se tornó en malhumor. Mi recámara, separada por un largo corredor de la de ellas cerca de la de mis padres, era un constante recordatorio físico de mi diferencia. Ser gorda significaba no ser amigable, rechazada incluso por mis hermanas. Busqué consuelo en la única amiga que conocía, la comida.

Antes de graduarme de primaria me había convertido en otro fracaso del sobrepeso, agazapada en las salas de espera de doctores con dietas de moda, junto con todos los demás desanimados, gordos y tristemente obesos niños del norte y sur de Chicago. Atrapada entre inyecciones, píldoras para la tiroides, laxantes, supresores del apetito, píldoras, píldoras y más píldoras, me convertí en una niña con los nervios crispados, dolores de cabeza constantes, insomnio y una cintura que no disminuía nada. Mientras todas mis compañeras compraban diminutos vestidos de graduación en el departamento de niñas, yo me enfurruñaba en Marshall Field's junto con mamá, buscando desesperadamente un vestido de talla para adulto adecuado para una niña de trece años.

No adelgacé ni la vida fue más fácil durante la adolescencia. El resto de mi educación estuvo marcada de manera notable por la ausencia de novios. Las noches de citas de los sábados, mientras otras niñas bailaban a ritmo de rock o se paseaban en la terraza del teatro Hamilton, yo llenaba el hueco de la soledad con pizza, ocultando la triste evidencia en el bote de basura de mis vecinos.

La salvación por fin llegó en mi último año de la universidad en la forma de diuréticos y de píldoras dietéticas más potentes que haya tomado, prescritas por el más reciente doctor en dietas de Chicago. Con 1.62 metros de estatura y con una reducción de peso hasta los 66 kilogramos, finalmente era casi esbelta (comparado con mi alguna vez elevado peso de 82 kilos), suficientemente delgada para dejar mi obesidad atrás, muy atrás en Chicago. Decidí seguir mi corazón y mudarme a Los Ángeles para estudiar actuación. Después de todo me había preparado toda mi vida para una carrera de actuación, primero fingiendo que ser obesa no lastimaba y después como actriz de drama para lograr la confianza en mí misma y lograr mi interpretación frente a otras personas. Esclava de las píldoras y de las dietas de inanición, mantuve mi peso a raya. Pero el costo sobre mi psique y mi bienestar físico se volvía peligrosamente evidente. Convencida de que la batalla de toda mi vida contra la obesidad no era a causa de lo que comía sino por algún mal funcionamiento psicológico, ingresé al hospital para una serie de pruebas. Alejada del arsenal de píldoras que me mantenían un poco mejor y sólo semi obesa, mi estancia de diez días en el hospital dio como resultado un aumento de 10 kilogramos y un veredicto igualmente sombrío sobre el estado de mi salud. Mis glándulas tiroides, adrenales y pituitaria estaban agotadas. Medio obesa era a lo más que podía aspirar. Me dieron una sentencia de por vida, para mantener una figura medianamente aceptable tenía que ir por la vida medio drogada, aturdida y totalmente desolada sustentada por un régimen de píldoras de dieta, diuréticos y medicamentos para la tiroides.

Entonces la respuesta casi me golpea directo a la cara. Mi primer intento por esquiar me envió al hospital con una pierna rota. Sin la distracción de la dieta y de las píldoras de la dieta, experimenté lo que para mí fue una epifanía. Ser obesa significaba mucho más que no ser aceptada por la sociedad. Lo que en realidad significaba era no estar saludable. Con esta nueva perspectiva devoré libros sobre nutrición en lugar de chatarra no nutritiva. Descubrí que lo que es cierto para las computadoras también lo es para el cuerpo humano. Si introduces basura (en términos de comida chatarra) lo que obtienes es basura (en términos de un cuerpo obeso). Al alimentar el cuerpo con los alimentos que proporcionan energía, podría estar en forma, sana y quizá hasta delgada.

En cuanto sanó mi pierna me volví devota de las tiendas de alimentos naturistas, de nutriólogos y de todos aquellos que pudieran desmitificar la relación entre la comida y la salud. En la búsqueda del Santo Grial de la dieta perfecta, me inscribí durante seis meses como estudiante del renombrado nutriólogo Scott Gershen. Basado en la medicina tradicional y en la ciencia de la nutrición, encontró un equilibrio, un enfoque con mucho sentido en el que yo confié.

Estaba en busca de la dieta perfecta y mi propio cuerpo era mi laboratorio. Una combinación de circunstancias, que culminó en mi descubrimiento de un libro sobre enzimas y su efecto sobre la digestión, dio como resultado la creación de mi revolucionaria y nueva filosofía sobre la alimentación. Conocida como la combinación consciente, ésta se basaba en la premisa de que las enzimas desempeñan un papel decisivo en la digestión de los alimentos. La forma en que se ingieren los alimentos combinados es la clave para perder grasa y mantener el peso. Aunque el cuerpo humano requiere un balance de proteínas, carbohidratos y grasa, el equilibrio de estos requerimientos en una comida cuadrada es lo que mina la digestión. No existen alimentos malos, sólo malas combinaciones de alimentos. Los alimentos mal digeridos se atoran en el proceso digestivo y se enrollan acumulando grasa. Pero los alimentos ingeridos en combinaciones correctas pasan y salen del cuerpo, de modo que uno no sube de peso.

¿Suena simple? Lo es. Como puede comer todos los alimentos que le encantan (siempre y cuando los coma en la combinación correcta), es fácil mantenerse delgado, en forma y sano. Pero no crea sólo en mi palabra, sobre todo en lo referente a mi revolucionaria forma de pensar sobre cómo los alimentos pueden ayudar a que su hijo con sobrepeso adelgace y esté en forma. Ahora el doctor John Monaco, pediatra de cuidados intensivos, respalda esta dieta. Él conoce de primera mano la angustia que sienten los niños obesos; entiende cómo la obesidad complica e incluso provoca enfermedades infantiles que llegan a amenazar la vida. Ha visto la desesperación que destruye la autoestima de los jóvenes y lleva al suicidio a aquellos que pierden la esperanza. Más importante aún, tiene los conocimientos médicos para evaluar la ciencia detrás de cualquier dieta. Como mi amigo y coautor, el doctor John ha probado esta dieta él mismo, con sus hijos y ahora está listo para compartirla con otros padres.

Juntos hemos creado esta obra. El programa y el equipo que reunimos representa un enfoque holístico de todos los temas que se relacionan con un niño obeso. La internacionalmente aclamada bailarina y coreógrafa Thea White Riches, creadora del ejercicio cardiovascular de bajo impacto *Jazz Funk y Sculpt 'N' Jam*, desarrolló Ejercicios con Thea. Desglosado en segmentos de 15 minutos, el programa introduce a los niños en todo lo divertido que es adelgazar y estar en forma: *kick boxing*, caderas y pies y yoga, que garantizan el interés hasta del niño menos atlético. Michael Szymanski, entrenador personal certificado en el Pacific Athletic Club en Pacific Palisades, California, creó un programa que incorpora masaje de activación y ejercicios de flexibilidad para que usted los realice con su hijo. Mariane Karou, creadora de *Dance Alive!*, un innovador sistema de movimiento físico total que sintetiza el entrenamiento de resistencia, la isometría y la terapia de baile, desarrolló un programa especial para que su hijo lo siga en casa. Christina Tsitrian y Francisco Cornejo Mena, *chefs* extraordinarios, han creado un nuevo estilo de cocina completo, cocina gourmet infantil de energía pura de delgados y en forma, garantizado para hacer cosquillas a las papilas gustativas hasta de los más pequeños.

Con la participación de estos expertos, creamos un mapa a seguir para ayudar a que los niños recuperen su autoestima, desarrollen una imagen corporal saludable y se enamoren del ejercicio. El programa niños delgados y en forma también le ayudará a rescatar su dinámica familiar de manera que la comida ya no gobierne su entorno. A través de la guía de los terapeutas familiares Carol Yellin y Ellen Jones le ayudaremos a que su "comelón" y los hermanos superen su amor/odio por la comida y la obesidad. Los niños con sobrepeso u obesos que se odian a sí mismos y que son excluidos por sus compañeros de clase, que sienten resentimiento contra los demás miembros de la familia porque parecen mantener su peso sin esfuerzo, pueden sumir a la familia entera en un ciclo de desesperanza. ¿Cuál es la forma correcta en que un padre de familia debe responder cuando una niña llega llorando a casa porque los niños en la escuela la llamaron gorda y nadie juega con ella en el recreo? ¿Cómo ayudar a un adolescente a rescatar su psique y su autoestima cuando es obeso en un mundo de esbeltos? ¿Cómo puede evitar que los problemas de peso de su hijo saboteen el entorno familiar completo? Estos son algunos de los temas que exploraremos juntos en el programa delgados y en forma.

La obesidad infantil se puede tratar. No con una dieta, sino con una nueva filosofía vital sobre cómo pueden comer los niños los alimentos que les gustan mientras recuperan su autoestima, esculpiendo un nuevo cuerpo y una nueva imagen corporal. Como padres de familia, ustedes pueden convertirse en su apoyo vital, su guía para volverse delgados y estar en forma para siempre. En el proceso, tal vez quiera aplicar las técnicas que desarrollamos para su propia vida.

¿Por qué no? ¿Qué tiene que perder?

# Nueve

# La historia de Ezra

## Un adolescente habla sobre su lucha contra el sobrepeso y cómo el programa delgados y en forma cambió su vida

Cuando se trata de ser obeso y de ser el blanco de las burlas de los niños, yo he estado ahí, lo he sido. Cuando estaba en la primaria, sentía que sobresalía porque siempre era el más regordete de mi clase. Intenté jugar en las ligas menores porque mi papá anhelaba que formara parte de un equipo. Pero en realidad no era buen jugador. Mi peso me hacía lento y no sentía que tuviera mucha energía. Simplemente me sentía fuera de lugar y renuncié después de una temporada.

Me fue difícil tener amigos porque los niños eran crueles conmigo por mi peso. Lo que empeoró las cosas fue la forma en la que otras personas con frecuencia me comparaban con mi hermano mayor, Joe. Una vez nos encontrábamos en una reunión familiar cuando yo tenía como nueve años. Un familiar me vio, luego miró a Joe y dijo: "No puedo entender como es que son hermanos. Tú eres tan delgado y él es tan gordo". Me sentí terrible.

Mi madre siempre me decía que era guapo y que no era tan obeso como pensaba. Ella me decía que si yo quería ella me ayudaría a seguir una dieta para perder peso, pero en realidad no ponía mi corazón en ello. Me apegaba a algo durante una semana y después lo abandonaba.

Pero cuando crecí lo suficiente para ir a Cross Roads, una de las escuelas más prestigiosas de Los Ángeles, las cosas cambiaron. Realmente es glamorosa y los chicos se preocupan por su apariencia. Empecé a sentirme un guiñapo, inferior y además sentía mucha presión para hacer algo sobre mi peso. Deseaba hacer algo, pero no sabía qué.

Entonces apareció Judy Mazel en mi vida. Cuando Judy estaba desarrollando *The Beverly Hills Diet* original, mamá y sus amigas participaron en éste y eran buenas amigas.

Fue grandioso ver a mamá y a Judy reunidas. Decidimos invitarla a cenar porque mamá y papá querían seguir la dieta de nuevo después de todos estos años.

Lo que en realidad nadie sabía era que yo también deseaba seguir la dieta. Pero me dio vergüenza decirle a Judy que deseaba perder peso porque quería verme bien para competir con los chicos que no eran obesos como yo.

Cuando Judy explicó las bases del programa niños delgados y en forma, fue muy sencillo seguirlo. Todo era perfecto excepto que no podía comer fruta de postre porque no se puede combinar la fruta con los carbohidratos o con las proteínas. Amaba los días de pura fruta porque todo sabía bien y en verdad me sentía fresco. Un par de veces sufrí dolor de cabeza, así que hice lo que Judy me dijo, escuché a mi cuerpo para tratar de identificar lo que deseaba. Si eran proteínas, esperaba dos horas, comía algo de carne y el dolor desaparecía.

También me encanta el sushi y tuve que cambiar lo que comía porque el sushi tiene mucho arroz, y una de las reglas principales de la dieta es que no debes combinar proteínas con carbohidratos. Pero no fue difícil lograrlo.

Baje 7 kilogramos. Después me estabilicé un par de semanas. Sentí que mi cuerpo y mente estaban uniéndose de nuevo. Podía flojear un poco y olvidarme de combinar los alimentos adecuadamente y mi peso no se movía. Luego me sentía motivado de nuevo y el peso empezaba disminuir rápidamente otra vez. Me emocionaba tanto que me pesaba varias veces al día. Algunas veces perdí 900 gramos en un día. Era un sentimiento grandioso, pero también temía levantarme un día y estar obeso otra vez.

Pero no lo he hecho. Cuatro meses después de empezar la combinación consciente, he bajado 17 kilos. Tengo mucha energía y me siento muy bien conmigo. Se siente raro, como si parte de mi cuerpo estuviera desapareciendo. Ahora me observo en el espejo y puedo ver que ya no soy obeso, aunque todavía me queda algo de grasa alrededor del abdomen y otras partes. Ahora quiero perder otros 5 o 7 kilos para verme realmente bien.

Perder peso me motivó a aumentar mi programa de ejercicios. Además del yoga, que practico desde hace mucho, añadí las sentadillas. De pronto sentí que mi cuerpo ya no trabajaba en mi contra y que era capaz de hacer sentadillas. Ahora puedo hacer 200 de una sola vez en series de veinte. Incluso el yoga es más fácil y puedo observar una diferencia real en mi desempeño personal.

Esto lo observan los chicos de la escuela. Incluso los más populares, en especial las chicas, me han hecho saber que han notado el cambio y que les agrada. No sólo los chicos más populares de la escuela conviven conmigo, también las chicas más populares de mi clase.

Siempre me ha encantado la ropa, pero nunca podía usar lo que me gustaba. Ahora puedo usar la ropa de mis sueños. La otra noche le pedí a papá que me llevara a Gucci. Sólo quería probarme unos pantalones de mezclilla. Mi trasero no sobresalía y realmente me veía muy bien. Caminé alrededor de la tienda con ellos y supe que podría ser lo que yo quisiera gracias al programa niños delgados y en forma.

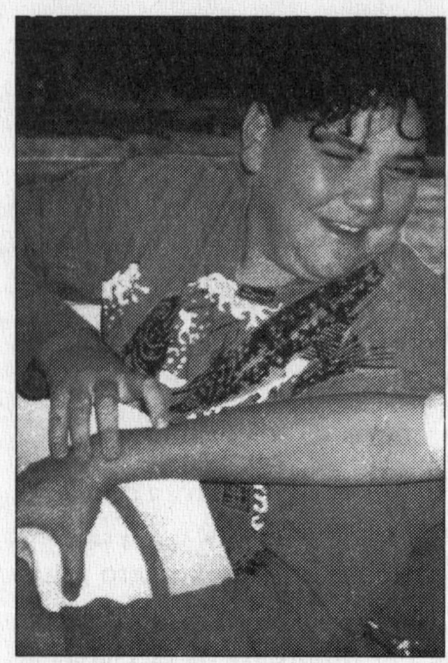

Ezra antes de iniciar
el programa

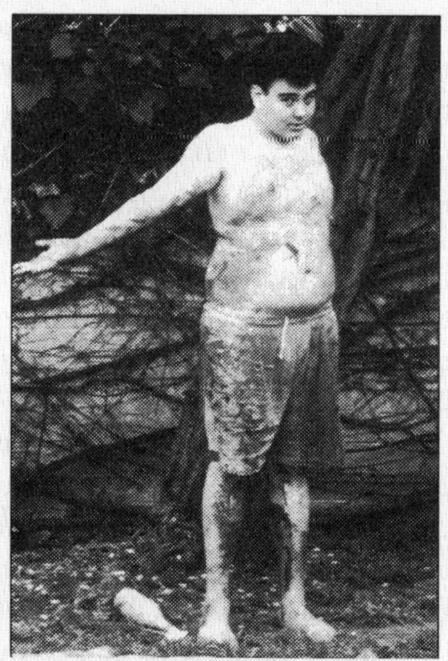

Ezra después de bajar
7 kilogramos

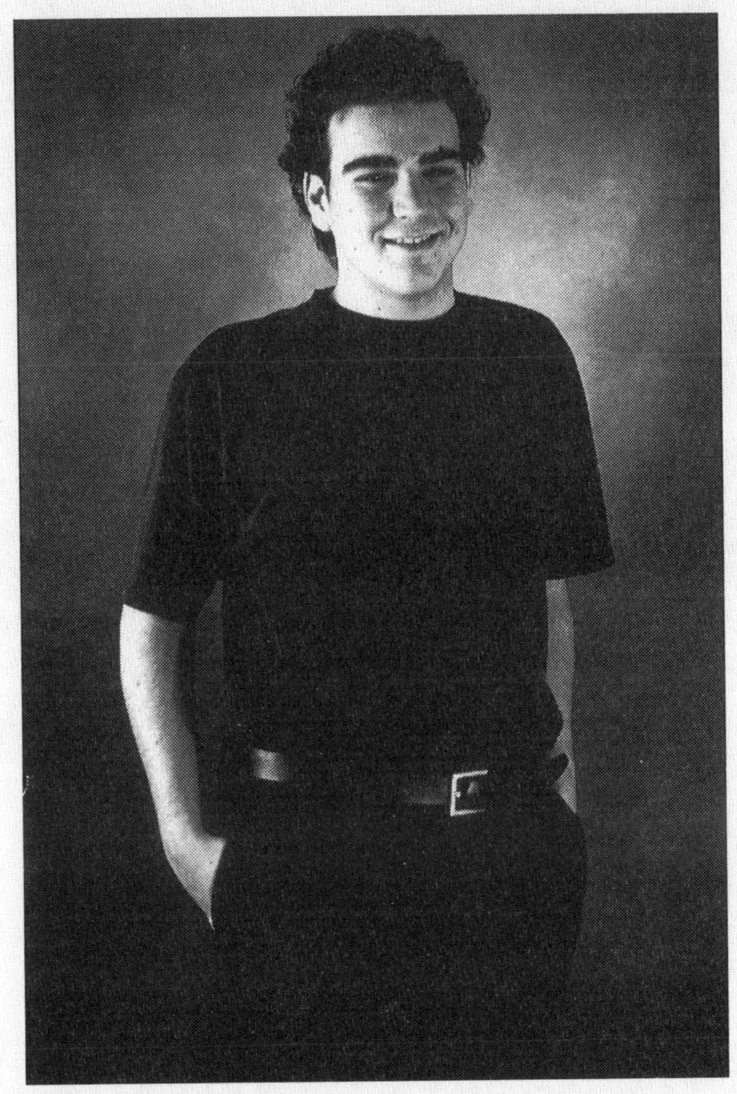

Ezra cuatro meses después
y 17 kilos menos

# SECCIÓN I

# La alimentación

# Diez

# Prepárese para comer

Ha llegado el momento de empezar, el momento en que usted y su hijo descubran las claves para una nueva filosofía de alimentación que cambiará para siempre lo que usted piensa sobre los alimentos. Así que dé un último vistazo a la gordura y ¡permítame darle la bienvenida al mundo de los niños delgados y en forma! Se acabó la presión por estar sano y delgado.

## ¿Por qué engordan los niños?

Al desarrollar tanto *The Beverly Hills Diet* como el programa de niños delgados y en forma, nunca perdí de vista la relación entre los sentimientos y la comida. Los que nos encanta comer somos una categoría especial hasta entre nosotros mismos. El mundo nos identifica como sensibles. Personas sensibles que ahogamos nuestro corazón en la comida. Comer es como un curita que de alguna manera nos ayuda a soportar la decepción, la desaprobación, el rechazo y el miedo. También es, desde luego, nuestra forma de manejar la emoción; tanto en las altas como las bajas, cuando, en sentido figurado, tenemos en nuestro plato más de lo que podemos abarcar, nos consolamos nosotros solos con comida. Los comelones somos un tipo muy activo y creativo de personas, también somos genios cuando se trata de establecer metas poco realistas. Eso significa que nos frustramos constantemente porque nuestro apetito por lograr lo que deseamos generalmente es mayor a nuestra capacidad. Esto es especialmente verdadero en los niños.

Existe otro tipo de niños que también engordan. Los llamo "productos de la sociedad". Su obesidad y apetito no se relacionan con sus sentimientos. Son a los que hemos convertido en obesos porque consumen demasiados alimentos con conservadores y substancias químicas, y beben demasiada leche. Ya han leído lo que el doctor John dice sobre el efecto que dichas substancias y la leche tienen sobre nuestro peso, y basta con decir que secundo la moción. Estos niños pueden perder peso fácilmente ejercitando su cuerpo y evitando la comida chatarra, los conservadores y las substancias químicas. A diferencia de los comelones que siempre se mueren de hambre, estos niños en realidad pueden actuar bajo la sugerencia de que analicen su cuerpo para ver si en verdad tienen hambre antes de ir a la cocina a comer. Si descubren que están comiendo porque se sienten aburridos o lastimados, se pueden detener; ¡los comelones no pueden!

Por eso es que los comelones en particular necesitan el programa niños delgados y en forma: no hay control de porciones, no hay límites de tiempo ni alimentos restringidos. Para un comelón las porciones grandes son mejores ya que la comida alimenta tanto al alma como al cuerpo. Yo lo sé porque aún soy una comedora compulsiva. Si no me siento llena a reventar al levantarme de la mesa, no soy feliz. Si alguien me dice que se mantiene delgado porque no come después de las seis de la tarde, mi primera pregunta es "¿qué haces el resto de la noche?" Yo no me siento bien y por ello no puedo dormir si no como algo justo antes de cerrar los ojos. Cuando descubrí las leyes físicas de la digestión, la combinación de enzimas y alimentos, pude comer lo que me gustaba y tanto como deseaba y, aun así, mantenerme delgada. Esto es lo que voy a enseñarles a usted y a su hijo.

## Modificación de *The Beverly Hills Diet* para niños

La *Beverly Hills Diet* original era muy rígida. Los carbohidratos eran carbohidratos y sólo se combinaban con otros carbohidratos. De manera similar, las proteínas eran proteínas y sólo se comían con otras proteínas. Y nunca debían mezclarse. Pero conforme empecé a trabajar con más clientes y a incluir niños en el programa, empecé a ver que era posible dar más flexibilidad a la dieta y aun bajar de peso y conservar esa pérdida de peso. Desde mi nuevo enfoque, que introduje por primera vez en mi libro *La nueva dieta de Beverly Hills*, las dietas en ocasiones pueden combinar alimentos, mezclar carbohidratos y proteínas, de manera que cuando comieran una hamburguesa con todo, también pudieran comer el pan y las papas. Del mismo modo, la carne y el puré de papa no tienen que ser comidas separadas. Mientras los niños empiecen el día con una fruta enzimática puede hacer una combinación de carbohidratos y proteínas al día. Los niños que son obesos porque son productos de la sociedad (niños que dejan comida en su plato porque su corazón está en su pecho y no en su estómago junto con lo que ponen en su boca) probablemente pueden hacer más. Desde luego que no estarán tan sanos si hacen malas combinaciones porque su sistema digestivo no trabajará de manera tan eficiente. Los que se apeguen a las reglas se sentirán mejor y perderán más peso.

Seguir las reglas para estar delgado y en forma es fácil.

1. Comience cada día con una fruta, de preferencia una enzimática (vea la sección de desayunos del capítulo 11).
2. Si su hijo comió algo que no sea fruta, es decir, algo de otro grupo alimenticio, no debe comer fruta de nuevo por el resto del día. Recuerde, la fruta se digiere de manera casi instantánea. Si queda atrapada en el estómago entre otros alimentos no se absorberá ni metabolizará de manera eficiente, en cambio se pudrirá y fermentará, y sumará unos gramos.

3. Cuando su hijo empiece a comer carbohidratos también puede incluir productos de soya o cualquier alimento de mi lista "ya sea/o" (vea los grupos alimenticios al final de este capítulo).

4. Una vez que su hijo empiece a comer proteína animal, el balance de la comida que ingiera el resto del día debe consistir principalmente en proteína. Como el doctor John explicó, cuando las proteínas y los carbohidratos se combinan, el cuerpo no digiere, absorbe o metaboliza como debería los carbohidratos de rápida digestión, porque quedan atrapados en el estómago por las proteínas de lenta digestión. Alimentos atrapados significa mala digestión, y una mala digestión equivale a obesidad. También, como puede recordar, la enzima que digiere los carbohidratos es aniquilada por la presencia de la enzima que digiere las proteínas.

5. Lo ideal es que debería haber una espera de una hora cuando se cambia de fruta a otra categoría y una espera de dos horas cuando se cambia de carbohidratos y "ya sea/o", a una proteína animal.

6. ¡La cena es todo aquello que está comiendo la familia!, incluso si se trata de una mala combinación.

7. Cuando mezcle carbohidratos y proteínas en la misma comida, puede hacer una combinación de más fácil digestión para su hijo si se asegura de que la porción de proteínas sea la mayor parte de la comida. Esto es por la misma razón que el punto cuatro.

8. Evite alimentos, aceites y refrescos con conservadores y substancias químicas. Para ello debe leer con cuidado la sección de ingredientes en las etiquetas de los alimentos. Enseñe a su hijo a hacer lo mismo.

9. El día ideal dentro del programa niños delgados y en forma empieza con fruta, pasa a los carbohidratos y "ya sea/o" y termina con lo que usted o su hijo elijan.

Observe que he tomado la cena como el centro de la dieta. En la agitada vida familiar de nuestros días, la cena es la hora de ponerse al día, la familia comparte sus éxitos y decepciones. No quiero hacerla la hora en que todos enfocan su atención en lo que el comelón está comiendo y ¡cuánto está engordando! Deje a su hijo comer lo que el resto de la familia come. Sí, incluso si es de McDonald's o de Kentucky Fried Chicken. Créame, si su hijo come fruta en la mañana y básicamente sigue las otras reglas, perderá peso. ¡Bienvenido al mundo de comer con alegría donde la alegría de comer le permite a su hijo gozar bajando de peso!

## ¿Cómo tener éxito con el programa?

En las siguientes páginas observará que reuní muchas ideas sobre como incluir la soya, un alimento "ya sea/o", en la dieta. No estoy tratando de convertirlos en vegetarianos, mi intención es convertir a sus hijos en personas delgadas y en forma por el resto de su vida. ¡La soya es un gran alimento que puede ayudarlos a lograrlo! Debido a que contiene ocho aminoácidos, es una proteína completa. Es baja en grasa, sin colesterol y también contiene las vitaminas B así como muchos carbohidratos, fibra y calcio.

También leerá sobre el alga azul-verde en la próxima sección. Si sus hijos no comieran nada más que soya y algas azul-verde ¡probablemente su dieta estaría completa y su salud sería inmejorable!

Si le preocupa que su hijo sea remilgoso, no está sola. La mayoría de los niños de entre cuatro y diez años lo son. Tenga paciencia y dele tiempo. Trate de tener en mente que su hijo apenas está afirmando su identidad y esperemos que encuentre nuestra cocina *gourmet* infantil de energía pura tan seductora que prevalecerá en su paladar y alimentar a su hijo al estilo delgados y en forma será juego de niños.

Lily Brumwell de Salt Lake City experimentó una mayor resistencia de Sydnei, su hija de cinco años. Lily descubrió que podía superar la aversión de su hija hacia la fruta si la licuaba antes de

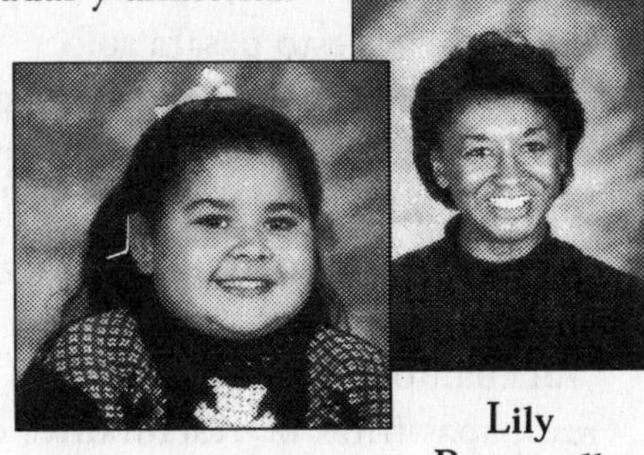

Sydnei Brumwell

Lily Brumwell

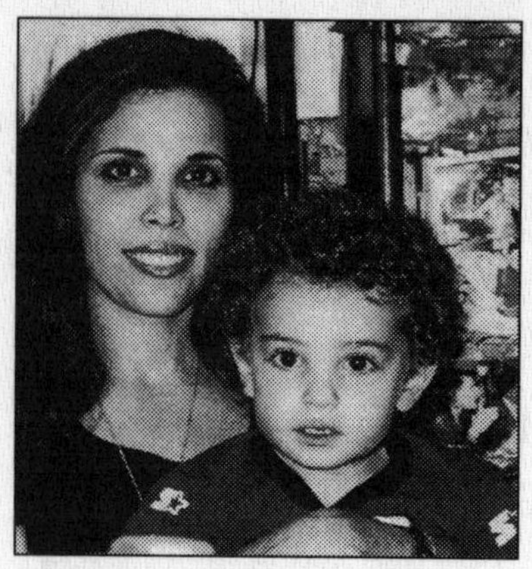

Tara y Ben Rogachefsky

servirla. Ese fue el primer paso. Ahora una niña que no podía ni ver la fruta ¡está disfrutándola! Luego, Lily dejó de forzar a Sydnei a tomar leche, que para empezar nunca le gustó. Lily también dejó de tener queso en casa explicando que sencillamente no sólo engordaba sino que no era saludable. Después de cinco años en el camino de la obesidad, Sydnei al fin está delgada y en forma.

Si su hijo es como Sydnei y no es nada cooperativo, entonces haga lo que Lily, vaya un poco más despacio. Empiece por sustituir las botanas no saludables de su despensa con equivalentes saludables (vea las botanas y bocadillos en el siguiente capítulo). Recuerde siempre que es un proceso, no una carrera. Cualquier cosa que haga es mejor que no hacer nada o que continuar con los malos hábitos que contribuyeron al estado actual de su hijo. Usted está estableciendo hábitos alimentarios para un estilo de vida permanente y está cambiando hábitos ya formados, los suyos y los de su hijo, así que no permita que su frustración por no lograrlo inmediatamente le impida lograrlo alguna vez. No se rinda ni ceda. Y si todo lo que puede hacer es convencer a su hijo de que inicie cada día con fruta, estará un paso adelante. Pronto su peso disminuirá y el resto pasará solo.

Al eliminar los conservadores y presentar la fruta sola en lugar de combinada con carbohidratos y proteínas, Tara Rogachefsky de Miami, Florida, una seguidora de *La nueva dieta de Beverly Hills*, detuvo el vómito de su hijo debido al síndrome de reflujo.

"En cuanto dejé de darle galletas que contenían conservadores, papas fritas de restaurantes de comida rápida, fritas en aceites que contienen substancias químicas y que restringir las frutas al desayuno sin alimentos adicionales, su vómito cesó casi de inmediato. Esta forma de comer también eliminó todos los síntomas desagradables relacionados con mi síndrome de intestino irritable. ¡Nunca dejaré la dieta de Judy!"

Para los que están familiarizados con la *Beverly Hills Diet* original o con mi *La nueva dieta de Beverly Hills,* observarán que las reglas para los niños son mucho más indulgentes que para los adultos. Los niños pueden desviarse más. Ellos no tienen los años de experiencia física, emocional y mental que tienen los adultos. Si planea incorporar a la familia al estilo delgados y en forma y usted misma desea perder peso, le sugiero que consiga una copia de *La nueva dieta de Beverly Hills* de manera que pueda entender e incorporar las reglas de los adultos y sus pequeñas restricciones.

Aun cuando se incluyeron algunas recetas, este no es un libro de cocina. En realidad es una guía que preparé para ustedes y que les enseñará cómo aplicar este revolucionario estilo de alimentación a lo que ya sirven en su plato en casa, a los alimentos que sus hijos ya conocen y adoran, y cómo preparar estos alimentos familiares y hacerlos libres de proteína animal.

Confíe en mí, para cuando termine de leer el libro habrá aprendido todo lo que necesita saber sobre cómo ayudar a su hijo a tener éxito en este programa.

## En sus marcas, listos...

He aquí algunas instrucciones de último minuto antes de que su hijo pruebe el primer bocado:

1. Las listas de grupos alimenticios y demás información pertinente se encuentra después de esta sección. Son la base del programa. Consúltelas mucho. Antes de que se dé cuenta, usted y su hijo las sabrán de memoria, pero hasta que eso suceda, use el libro como recordatorio constante.

2. Cualquier cosa que usted haga que sea mejor de lo que está haciendo ahora, es mejor que no hacer nada. De hecho, si todo lo que usted logra es hacer que su hijo coma o beba fruta en la mañana, habrá avanzado 50 por ciento del juego. No espere ganar la batalla de un solo golpe. Recuerde, está lidiando con un niño. Si su hijo se pone difícil al respecto, sólo tómelo con calma y no lo presione demasiado. Su hijo entenderá. Empiece a introducir de forma gradual la cocina *gourmet* infantil delgados y en forma en el almuerzo de su hijo y empiece a incorporarla en la cena. Entre las recetas incluidas en este libro y aquellas en *New Beverly Hills Diet Recipes to Forever*, su hijo verá pronto que la alimentación en delgados y en forma no es un castigo. Poder comer papas fritas después de la escuela cada día ciertamente no es una sentencia condenatoria.

3. Los niños odian o aman la fruta. Si usted tiene suerte y sus hijos la adoran, está a salvo. Entonces probablemente les gusten las frutas tropicales con muchas enzimas: piña, papaya y mango. Por otro lado, si su hijo (como Sydnei) tal vez prueba una uva y la escupe, por lo general se debe a una de dos razones: su hijo tiene problemas con la textura de la fruta o no le gusta sentir las manos pegajosas. Muchos niños no pueden tolerar la sensación. Jugos y tenedores remediarán eso. La fruta puede ser más que una botana que se come con las manos.

4. Evite la sal tanto como pueda. La mayoría de los kilos extra que su chico carga es líquido atrapado por toda la sal de las comidas rápidas que ha estado consumiendo y las substancias químicas a base de sodio que conservan nuestros alimentos, lo que se combina con la mala digestión que su hijo está experimentando por la mala combinación. Su hijo no nació con un gusto por la sal. De hecho, los niños que escupían su papilla probablemente lo hacían por que era demasiado salada y no estaban acostumbrados a ello. Hay muchas botanas sin sal adicional: totopos, *pretzels*, galletas, palomitas de maíz y papas. Tienen la leyenda "sin sal adicional" en el frente del paquete y los hay en la mayoría de los supermercados.

5. Existen equivalentes saludables aún para los alimentos menos saludables; facsímiles razonables, y de mejor sabor, de todas las delicias de microondas que sus hijos adoran: que incluyan en sus empaques la frase "sin conservadores". También encontrará que sus precios son competitivos comparados con las demás marcas comerciales.

6. La mantequilla está bien. Por favor no use margarina ni imitaciones para untar.

7. No use productos sin grasa, con poca grasa o *light* que tengan químicos que reemplacen el contenido de grasa eliminado.

8. No tome refrescos de dieta, sólo tome refrescos normales. Es cierto que el azúcar no es lo mejor, pero es mucho mejor que las substancias químicas, sobre todo porque el aspartame, un ingrediente encontrado en la mayoría de los refrescos de dieta, causa privación de oxígeno al cerebro y convulsiones a grandes altitudes. Su mejor elección sería alguna de las variedades de refrescos disponibles en tiendas naturistas que usan endulzantes naturales. Búsquelos.

9. No consuma endulzantes artificiales. Repito, el azúcar es mucho mejor. La stevia, una hierba saludable disponible en tiendas naturistas, es un endulzante natural excelente y mi primera opción. La miel de abeja, la melaza y la miel de maple están bien.

10. ¿Freír o no freír? Adelante. Está bien, pero use el aceite una sola vez y asegúrese que sea comprimido o no refinado. La etiqueta debe decirlo. El aceite de cártamo es mejor para un freído profundo. Existen marcas en las que puede confiar y que comercializan la mayoría de los supermercados. Si usa masas preparadas evite las variedades empacadas comercialmente que están llenas de sal, conservadores y MSG. Sin embargo, la masa *tempura* envasada por lo general tiene pocos ingredientes y la mayoría no tienen un alto contenido de sodio ni conservadores. De nuevo, lea las etiquetas.

11. Es importante que los niños estén bien hidratados y que beban suficientes líquidos, pero sólo debe darles jugo de frutas por la mañana antes de que cambien de fruta a cualquier categoría. Recuerde la regla: una vez que hayan cambiado de la fruta a algo más,

no regrese a la fruta el mismo día. Si sus hijos nunca han probado los jugos de verduras, ahora es el momento. El jugo de zanahoria es un verdadero triunfador. A los niños generalmente les encanta. Desde luego siempre está el jugo de tomate y el V8. No obstante, yo preferiría que elija los jugos de frutas y verduras naturales que se encuentran ahora en los refrigeradores de la mayoría de los supermercados. De cualquier forma, el agua es mejor. Natural o mineral. El agua mineral con esencia está bien, ya que es sólo una esencia. Si sus hijos se resisten porque no crecieron tomando agua, apele a su lógica. Es saludable para ellos, y si están en "la edad", también está de moda.

12. ¿Pesar o no pesar? La báscula, ese pequeño dispositivo mecánico, tiene más efecto sobre nosotros que una bomba atómica. He visto a la gente más poderosa y más segura temblar con la sola mención de subir a ella. Con los adultos no muestro misericordia, es obligatorio pesarse a diario. La báscula no dice niña buena, niña mala. Representa la realidad. Refleja lo que somos y si lo que comemos y hacemos está o no funcionando. Con los niños debe irse con cuidado de manera que no crezcan con todas las asociaciones negativas: el castigo de la desaprobación cuando no pierdan peso, las recompensas cuando lo hagan. Es importante ver la báscula como un aliado, no como un juez. Si usted actúa de manera indiferente ante sus pequeños incrementos de peso, eso es lo que sucederá. Si pierden peso sólo diga: "Caray, ¿no es genial?" Sin felicitaciones y, por favor, sin recompensas. Un "caray, genial" es suficiente. Si no pierden peso o si lo suben, no los regañe, acuse ni castigue. Un "este..." audible es suficiente. Luego regrese al pizarrón. Si modificó mucho el programa, trate de apegarse más a él. Si no ha eliminado la sal, los conservadores y los productos lácteos, entonces tal vez sea hora de hacerlo. Si cree que su hijo la está engañando, ponga a su disposición equivalentes saludables de sus alimentos chatarra favoritos (los encontrará en el capítulo de la cocina *gourmet* infantil de energía pura para delgados y en forma). La emoción no se permite cerca de la báscula.

13. Nunca he sido partidaria de los complementos alimenticios, pero hay algunos que el doctor John y yo consideramos importantes: *(1) Semillas de ajonjolí.* Las semillas de ajonjolí son la fuente natural de calcio digerible más rica disponible en el planeta. Todo ese calcio concentrado no sólo será bueno para los huesos en crecimiento, también ayudará a que su hijo duerma porque relaja el sistema nervioso. Las semillas de ajonjolí también proveen fibra adicional así como lecitina y los tres ácidos grasos esenciales que puede obtener sólo de la comida. Antes de ir a la cama, coma dos cucharadas copeteadas de semillas de ajonjolí crudas con vaina. *(2) Vitaminas.* Es bueno agregar al plan diario de su hijo un multivitamínico natural de alta calidad y un complemento de minerales. *(3) Alga azul-verde de Cell Tech.* Aunque hay disponibles productos similares como la Spirulina y la Cholorella así como otras marcas de algas, no los compre. No creo que se comparen con la abundancia nutricional del alga azul-verde de Cell Tech. Cosechadas de forma natural en un lago en Oregon y que se secan por congelación, estoy convencida de que estas pequeñas tabletas de algas están tan saturadas de nutrientes naturales que podrían en realidad sustentar la vida si no hubiera alimentos más convencionales disponibles. Desgraciadamente, este producto no está a la venta en muchas tiendas. Para complementos nutritivos adicionales, consulte a su médico.

14. Las tres cosas más positivas que puede hacer para que funcione el programa delgados y en forma son: decirle a su hijo que se relaje, divertirse, encontrar una tienda naturista para su familia y empezar a visitarla de inmediato.

## Grupos alimenticios

### Carbohidratos

**Frutas** (carbohidratos en una categoría propia)

| | | |
|---|---|---|
| Todas las frutas, frescas y secas | Jalea y mermelada | Néctar de frutas |
| | Jugo de frutas | |

**Minicarbohidratos**

| | | |
|---|---|---|
| Espárragos | Col rizada | Perejil |
| Apio | Lechuga | Espinaca |
| Calabaza criolla | Champiñones | Calabacita |
| Hierbas | Hojas de mostaza | |

**Midicarbohidratos**

| | | |
|---|---|---|
| Betabel | Pepino | Pimiento (rojo, verde) |
| Brócoli | Berenjena | |
| Coles de Bruselas | Poro | Rábano |
| | Cebolla | Chalote |
| Col | Chiviría | Ejote |
| Zanahoria | Chícharo | Tomate |
| Coliflor | Chile | Nabo |

**Maxicarbohidratos**

| | | |
|---|---|---|
| Alcachofa | Galletas | Avena |
| Cebada | Maíz | Pasta |
| Pan | Harina de maíz | Corteza de pay |
| Trigo sarraceno | *Couscous* | Papa |
| Trigo quebrado | Crema de trigo | Arroz |
| Pastel (blanco, esponjoso, de chocolate, de zanahoria) | Harinas | Centeno |
| | Granos | Trigo |
| | Mijo | Calabaza de Castilla |
| Chocolate | | |

50/50 – "Ya sea / o"

| | | |
|---|---|---|
| Aguacate | Lenteja | Frijol bayo |
| Garbanzo | Haba | Soya |
| Frijol | Cacahuate | |

## Proteínas

| | | |
|---|---|---|
| Res | Leche | Yogurt |
| Queso | Nueces | Pay de queso |
| Huevo | Crema de nueces | *Crème brûlée* |
| Pescado | Cerdo | Flan |
| Aves | Mariscos | Helado |
| *Kefir* | Semillas | Cordero |

## Grasas

| | | |
|---|---|---|
| Mantequilla | Mayonesa | Crema ácida |
| Crema espesa | Aceite | Crema Chantilly |

Christina Tsitrian y Francisco Cornejo Mena son los genios que conformaron la cocina *gourmet* infantil de energía pura para el programa delgados y en forma. Durante más de veinticinco años, Christina se ha dedicado a los alimentos y la relación que tienen con la autoestima. Juntos desarrollaron el concepto "café energía pura" que hace de la comida algo delicioso y nutritivo. Los hombres de negocios abarrotan el café del Pacific Athletic Club de camino al trabajo, no necesariamente para ejercitarse, sino para maximizar su energía para trabajar. Christina y Francisco han integrado mi técnica a los conceptos de energía pura para proporcionar menús accesibles que son fáciles de preparar, y alimentos sabrosos y saludables para niños de todas las edades.

La mesa está puesta y ahora se las cedo. ¡Así que acerque su silla y disfrute!

¡Buen provecho!

# Once

## Cocina *gourmet* infantil de energía pura

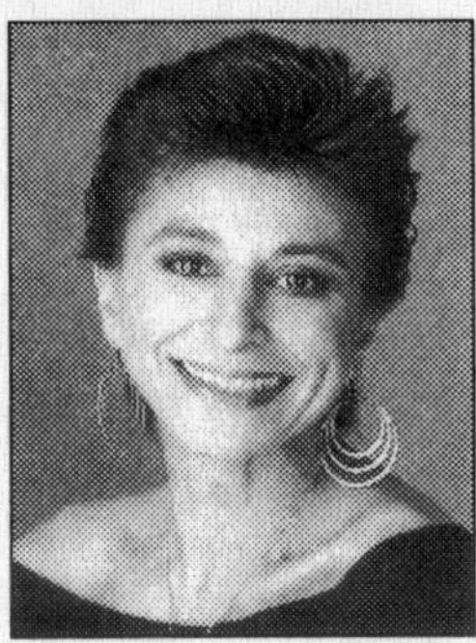

**Christina Tsitrian**

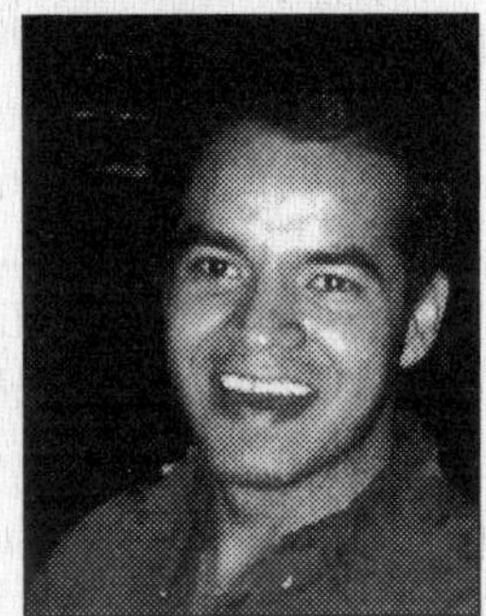

**Francisco Cornejo Mena**

Este capítulo es una guía para obtener el máximo de sabor y nutrición, así como para divertirse con esta nueva forma de alimentación.

Nuestra meta es estimular su mente y su apetito con suficientes ideas y presentar la cocina gourmet infantil de energía pura para delgados y en forma como una aventura que nos hace agua la boca y nos lleva a lograr el peso adecuado para su hijo y una alegría por la comida sana. Con las recetas y sugerencias aquí incluidas, nuestros libros de cocina de seguimiento y el libro *New Beverly Hills*

*Diet Recipes to Forever* de Judy Mazel, su sistema de apoyo está completo, ¡así que adelante! La manera en que su hijo se alimente marcará la diferencia que ambos desean.

## Ingredientes

Lo primero y más importante: empiece siempre con ingredientes lo más frescos posible. Hacen la diferencia en el sabor. En general, hemos descubierto que la sección de frutas y verduras de casi todos los mercados tienen personal que puede guiarlo en la elección de lo mejor que haya disponible, y sugerirle la manera de conservar los alimentos con los que no esté familiarizado. Le recomendamos que lleve una copia de *The New Beverly Hills Diet Little Skinny Companion* para tener una descripción detallada sobre cómo elegir fruta madura.

Surta su despensa con alimentos procesados sin aditivos ni conservadores. Elija marcas de aceite que no esté refinado o aceite de cártamo para freír a fuego alto, aceite de oliva virgen o aceite de ajonjolí para aderezos y salsas. Tenga a mano una variedad de hierbas secas y salsas comerciales preparadas sin aceites hidrogenados, productos lácteos ni proteína animal y con un mínimo de sal, si es que la tienen. Elija panes que no tengan acondicionadores de masa.

Recuerde, el calor y la luz tienen un efecto degenerativo sobre todos los alimentos. Acomode su despensa de manera que quede alejada del calor de la estufa y de la luz directa del sol. Los alimentos como ajo, cebolla, papa, camote y la mayoría de los tubérculos siempre deben almacenarse en un lugar fresco, seco y obscuro. Las frutas y verduras frescas deben almacenarse después de que se les haya cortado cualquier parte golpeada. Envuélvalas en papel para disminuir el crecimiento de bacterias que ocurre de manera natural en los alimentos con un alto contenido de humedad.

Una cocina llena de sabor es una cocina divertida. La dieta de su hijo debe tener sabores que ambos disfruten. Cuando planee el menú para su hijo, comience con una lista de alimentos que él disfrute. La mayoría de ellos caerá en ciertas categorías, ya sean de preparación o de cocina típica. Con algunas mezclas de sazón y técnicas de cocina sencillas, usted puede crear platillos para sus hijos que respondan a su paladar, sin comprometer su meta de lograr un cuerpo que esté bien balanceado desde el punto de vista de nutrición y peso.

## Técnicas para cocinar

Las siguientes técnicas son básicas y le servirán para casi cualquier receta que encuentre. Le recomendamos que equipe su cocina con artículos que le ahorren tiempo y esfuerzo, como un procesador de alimentos, una licuadora, una vaporera, una parrilla plana o eléctrica y, desde luego, un buen juego de cuchillos. También necesitará una tabla de picar, recipientes para guardar y un juego de tazones para mezclar. La mayoría de las tiendas que venden artículos de cocina tendrán mucho gusto en guiarla a los artículos básicos que una cocina necesita. En nuestra sección de cocina de seguimiento elaboraremos esta lista.

**Asar.** Puede hacerse en la estufa usando una sartén, en una plancha o en una parrilla. Los alimentos que vaya a asar deben tener un ligero baño de aceite y se deben marinar en el condimento que desee durante 5 minutos. Lo mejor es picar ligeramente la superficie de los alimentos por todos lados antes de marinarlos. La fuente de calor debe estar a fuego de medio a alto antes de iniciar la cocción. A excepción de las aves, un método práctico es cocer cada lado de 3 a 4 minutos.

**Cocer al vapor.** Es colocar los alimentos tapados en una canastilla suspendida sobre una pequeña cantidad de agua. Sólo se debe cocer al vapor por unos cuantos minutos. Tenga cuidado de no cocer demasiado los alimentos al vapor porque se ablandan, y recuerde mantener tapada la olla durante todo el proceso.

**Rostizar.** Significa usar el horno. Los alimentos deben tener una ligera capa de aceite. Si pone un poco de aceite de oliva o de ajonjolí en un rociador le será más fácil. Coloque los alimentos en una sola capa sobre una charola para rostizar. No la llene demasiado. Debe precalentar el horno a 245° C (475° F) para rostizar rápido o a 135° C (275° F) para rostizar lento.

**Hornear.** Significa calentar el horno a una temperatura media. Debe precalentar el horno entre 160° C (325° F) y 190° C (375° F). El proceso tarda de 45 minutos a una hora y media.

**A la parrilla.** Significa usar una fuente de calor que esté sobre los alimentos y generalmente a una temperatura alta. Los alimentos se cuecen rápido y no se les debe dejar sin atención. La regla es de 3 a 4 minutos por lado.

**Hervir.** Se hace en la estufa. Requiere una olla tres veces mayor que la cantidad de alimentos que se va a cocer. El nivel del agua puede variar según las recetas, pero en general debe cubrir los alimentos con al menos 7 centímetros de agua y ésta debe estar a punto de ebullición antes de colocar los alimentos.

**Saltear.** Se hace en la estufa. Debe empezar con una sartén y un poco de aceite a fuego medio. Los alimentos deben estar rebanados o picados. No ponga demasiado alimento. Su meta es obtener un hermoso color dorado por todos lados. Esto le tomará pocos minutos por lado. No agite demasiado los alimentos ya que puede ablandarlos demasiado.

**Puré.** Método para moler los alimentos hasta obtener una consistencia suave. Puede hacerlo con un prensador, un machacador, un procesador o una licuadora. Para mayor facilidad le recomendamos que use una licuadora o un procesador de alimentos.

**Picar.** Es cuando los alimentos se cortan en trozos relativamente grandes. Picar grueso es cortar los alimentos en trozos de 3 a 7 centímetros. Picar regular significa cortar los alimentos en trozos de 1 a 2.5 centímetros.

**Cortar en cuadritos.** Significa cortar los alimentos en cuadritos de 1 centímetro o más pequeños, de medio centímetro.

**Picar finamente.** Significa cortar los alimentos a la mitad de los cuadritos más pequeños.

**Rebanar.** Generalmente significa cortar los alimentos en rebanadas de 1 centímetro de ancho.

## Agentes saborizantes y mezclas de condimentos

Los agentes saborizantes y las mezclas de condimentos es lo que le da sazón a los alimentos que preparamos. Al comprar estos artículos no lo haga en grandes cantidades, ya que su vida útil es de seis meses a un año, y esto sólo si se almacenan adecuadamente. Después de ese período, la potencia de su sabor puede disminuir bastante. Conserve en su despensa aceite de cártamo, aceite de oliva, aceite de ajonjolí, aceite de ajonjolí tostado, *tamari* bajo en sodio, vinagre de arroz y consomé de verduras con poco o sin sodio. Tenga a mano una variedad de hierbas secas: romero, orégano, eneldo, albahaca, perejil, hinojo, mejorana, tomillo, menta y pasto de limón. Si usa hierbas frescas, agréguelas al platillo al final del tiempo de cocción.

Puede comprar especias individuales o mezcladas. Debe tener lo siguiente en la alacena: curry, chile en polvo, *gomasi* (tiendas naturistas), especias para asar, mezcla estilo Cajun, canela, nuez moscada, clavo, anís estrella, sustituto de sal, pimienta negra, pimienta inglesa, cominos, cardamomo, semillas de cilantro molidas y pimienta de Cayena. Si desea convertir un platillo en algo especial también puede agregar ajo y cebolla deshidratados, hojuelas de veegetales, jitomates deshidratados y hojuelas de pimiento.

Las mezclas de condimentos ahorran tiempo en la cocina. Nosotros agrupamos nuestras mezclas en categorías típicas. Las siguientes recetas rinden como media taza, suficiente para dar sabor a varios platillos.

### Mezcla griega

*8 cucharadas de orégano*
*2 cucharadas de romero*
*3 cucharadas de tomillo*
*3 cucharadas de perejil*
*1 cucharada de ajo en polvo*
*1 cucharada de cebolla en polvo*
*1 cucharada de pimienta negra*
*1/2 cucharadita de nuez moscada*

### Mezcla sureña

*8 cucharadas de comino molido*
*5 cucharadas de chile en polvo*
*1/2 cucharadita de nuez moscada*
*2 cucharadas de ajo en polvo*
*2 cucharadas de cebolla en polvo*
*8 cucharadas de hojuelas de pimiento*
*4 cucharadas de orégano*
*4 cucharadas de paprika*

### Mezcla italiana

*8 cucharadas de orégano*
*3 cucharadas de tomillo*
*2 cucharadas de mejorana*
*3 cucharadas de albahaca*
*1/2 cucharadita de chile rojo en polvo*
*1 cucharada de ajo en polvo*
*1 cucharada de cebolla en polvo*
*2 cucharaditas de romero*
*1 cucharada de hinojo*

### Mezcla asiática

*6 cucharadas de comino*
*1 cucharada de ajo en polvo*
*1 cucharada de cebolla en polvo*
*1 cucharada de cilantro*
*1 cucharadita de nuez moscada*

## Preparación de menús

La preparación es la clave para el éxito de todos sus esfuerzos culinarios. Sí, esfuerzos culinarios. Siempre que usted prepara algo para comer o beber se encuentra en el reino culinario. Puede ser tan sencillo como exprimir un limón en un vaso con agua o tan complejo como preparar ¡una comida de siete tiempos! Todo es cuestión de actitud. Si se le hace agua la boca por un *bagel* y queso crema, puede haber un mundo de diferencia en la calidad del *bagel* o en la calidad del queso crema. Hay cierta característica en cada deseo del apetito, que puede abarcar toda una vida de experiencias. Nuestra idea es que si usted conoce las bases puede experimentar hasta satisfacer lo que usted y su hijo desean de corazón.

Lo ideal es que se mentalice que tiene el control sobre el bienestar de su hijo. El tema de la comida debe tener un efecto positivo sobre su hijo. Se le debe hacer agua la boca a su hijo al pensar en el siguiente bocado. Esto se puede convertir en una experiencia de por vida una vez que su hijo se ajuste al hecho de que comer no es un proceso intermedio entre todo lo demás de la vida diaria. Para que usted y su hijo controlen los alimentos (en especial si incluye nuevos alimentos) usted, como cocinera, necesita planeación. Esto simplifica el proceso. Los siguientes son algunos consejos sobre la preparación y los ingredientes básicos para los alimentos de su hijo. De ninguna manera somos la última palabra. El mundo de la comida deliciosa es común a muchas personas. En su librería local encontrará numerosos libros de cocina que representan sabores de todas partes del mundo y *chefs* que comparten sus aventuras y experiencias culinarias. Usted puede incorporar casi cualquier ingrediente a una receta saludable. Se dará cuenta de que esto es una aventura diaria en el camino a un paladar agradecido y a un peso balanceado para su chiquitín.

El principio de la semana es un buen momento para preparar con anticipación algunos platillos. Prepare pastas, arroz, sopas, salsas, carnes y guisos. Por ejemplo, si prepara arroz para dos, haga suficiente para tres o más comidas. Si va a hornear, ponga algunas papas o camotes en el horno y quizá también unas calabaza, además de lo que esté en el horno. Esto le dará una base para otra comida. Este tipo de preparación es un ejemplo perfecto de cómo la planeación puede simplificar la preparación de los alimentos. Éstos se conservan bien en el refrigerador o congelador. Tenga a la mano recipientes del tamaño adecuado para una comida. Le ahorrarán tiempo y conservarán la comida más fresca. El arroz y las pastas se conservan bien en bolsas *ziplock*, así como la mayoría de los alimentos sin mucho jugo o caldo.

Puede cocer las verduras con anterioridad. Cocer al vapor, asar, rostizar y marinar pueden hacerse uno o dos días antes. Las verduras congeladas pueden estar a mano, pero no las recomendamos para asar o rostizar.

Por lo general las salsas se conservan una semana en el refrigerador. Nunca deben dejarse fuera. Tome lo que usará y regrese de inmediato el resto al refrigerador. Las bacterias suspendidas en el aire afectarán la frescura, la calidad y el sabor.

Puede preparar frijoles y legumbres por anticipado y guardarlos en el refrigerador o el congelador. Recuerde en todos los casos almacenar en recipientes del tamaño de una comida, es mejor para la frescura. Nuestra experiencia nos dice que estos alimentos son más perecederos que otros y si los congela se ablandarán. Se conservan mejor en el refrigerador con un poco de aceite.

Para un sabor estilo BBQ, ahumado u oriental, pruebe con aceite de ajonjolí tostado. Una pizca será suficiente, no abuse. Puede encontrarlo en la sección productos orientales de su supermercado. También la arúgula tiene un buen sabor ahumado que combina bien en ensaladas y chiles. La arúgula sabe mejor agregada al final del proceso de cocción, cruda.

## La alegría de la soya

Una de las maneras de asegurar que la alimentación con energía pura se convertirá en una forma de vida para usted, es familiarizarse y empezar a usar la soya y la amplia variedad de productos disponibles. Como Judy lo dijo anteriormente, si sólo tuviéramos soya y algas azul-verde como fuentes de alimento, es probable que lleváramos una vida más saludable y no careceríamos de nada en lo que a nutrición se refiere. La soya es fácil de usar y mucho más económica que la proteína animal, además de ser una proteína alterna fácil de digerir, pletórica de saludables beneficios como ya lo ha expuesto el doctor Monaco.

Como contiene los nueve aminoácidos esenciales, la soya se reconoce como una proteína completa y puede reemplazar fácilmente la proteína animal en la dieta.

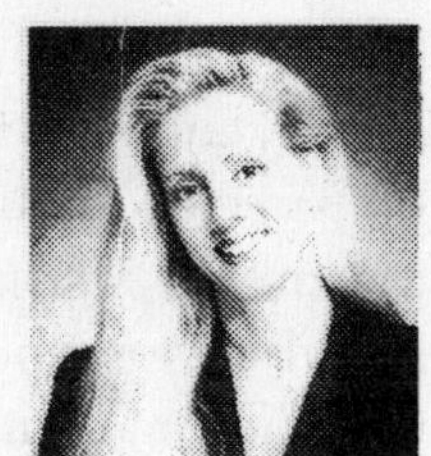

Anita De Francesco

Y, mamás, un poco aparte: en un artículo que leí hace poco en *Women in the Move* de la periodista y artista Anita De Francesco, ella declara que:

> "La soya es también una de las mejores fuentes de estrógeno. Ha demostrado ser efectiva en la reducción de los malestares de la menopausia, especialmente los bochornos. El estrógeno genisteina se adhiere a los receptores celulares y detiene con éxito el crecimiento de células cancerosas, previniendo así ciertos tipos de cáncer mamario.
>
> En Japón la soya es un elemento regular en la vida diaria. Estudios recientes han comprobado que las mujeres japonesas tienen mucho menos casos reportados de cáncer mamario que las mujeres estadounidenses. Los doctores atribuyen esto a la abundancia de soya en la dieta de las mujeres japonesas. La soya puede ser el alimento del milenio."

**Proteína de soya texturizada (PST)**

La proteína de soya texturizada, a veces llamada PST o PVT, es harina de soya desgrasada que se comprime y procesa en gránulos o trozos. Se vende como producto seco y granular. Cuando se rehidrata con agua hirviendo, la PST tiene una textura similar a la carne molida. También la hay disponible en trozos que pueden reemplazar a la carne en cualquier receta. Como no tiene sabor propio, la PST tomará el sabor que usted desee con los condimentos adecuados. Hace poco le servimos a una amiga vegetariana cerdo *lo mein* a la BBQ preparado con PST. Su sabor era tan parecido al real que ella casi se niega a comerlo. Use PST en su receta de carne favorita y nadie notará la diferencia. Es mejor cuando se remoja toda la noche.

*Tofu*

El *tofu*, también conocido como cuajo de soya, es un alimento blando parecido al queso, hecho de leche de soya cuajada con un coagulante. El *tofu*, al igual que la PST, actúa como una esponja que absorberá los sabores que le agregue. Desmorónelo en una olla de salsa y sabrá como guisado con chile. Mézclelo con cacao o algarrobo y un endulzante y se convertirá en un doble del relleno para pay de chocolate. Existen tres tipos principales de *tofu*: firme, blando y sedoso. El *tofu* firme es denso y sólido. Su textura es ideal para platos fritos, sopas o a la parrilla. Incluso nos gusta solo, rebanado y frito rápidamente en aceite caliente y luego sumergido en cualquier tipo de salsa, en especial salsa picante con aceite de ajonjolí tostado. El *tofu* blando es bueno para recetas que llevan *tofu* licuado. El *tofu* sedoso es cremoso y sustituye fácilmente al queso crema o al queso *ricotta* en una receta. También es ideal en dips. Para los emparedados, escurra el líquido, corte el *tofu* en rebanadas gruesas, bañe con su salsa favorita y hornee 30 minutos a 175° C (350° F).

*Edamamé*

*Edamamé* son frijoles de soya grandes que se cosechan aún verdes. No sólo son una verdura ideal para guarniciones, también son una excelente botana.

*Tempeh*

El *tempeh* es un pastel de frijol de soya tierno con trocitos de frijol de soya entero y otro grano, como arroz o mijo. Tiene un sabor más bien ahumado. Marinado y asado es ideal para agregar a sopas, guisos o chiles.

**Otros productos de soya**

La lista de otros productos derivados de la soya es larga y variada: fórmula infantil de soya, yogurt de soya, leche de soya, postre congelado no lácteo (tan bueno como el helado), queso de soya, harina de soya, *tamari* y salsa de soya, germen de soya. Encontrará equivalentes de soya para todo desde salchichas, carne molida, pechuga de pavo, *pastrami* y carne de soya para hamburguesas lista para usarse, hasta budines, postres e incluso comidas congeladas.

Sólo una recomendación: no se haga falsas ilusiones en lo que se refiere al sabor. Si el *pastrami* no sabe igual que en la tienda especializada en la que lo compra normalmente, eso no lo hace malo, sólo diferente. Una papa horneada puede saber mejor con sal, pero aún es deliciosa sin sal. Disfrute todos los alimentos como son y los efectos negativos de los equivalentes no saludables no lo dominarán.

A continuación le presentamos algunos métodos sencillos para ayudar a que su hijo alcance sus objetivos a la hora de comer. Empezaremos con la primera comida del día, pasaremos a las botanas y culminaremos con la comida. Con frecuencia encontrará que nuestras recetas le servirán también para la cena.

## Desayuno

Recuerde empezar el día con fruta. Puede ser un desayuno en forma de jugos de frutas, ensalada de fruta o un tazón grande con una sola fruta. No limite las porciones. Asegúrese de que su hijo realmente quede satisfecho ya que entre más fruta coma, es mejor. Después del desayuno mande a su hijo a la escuela con fruta seca o una bolsa grande de cereal o un *bagel* para cuando sienta hambre. Las frutas más recomendadas para iniciar la mañana son las que tienen muchas enzimas naturales y que son superiores en el renglón de la nutrición:

piña
papaya
uva
sandía
mora azul
frambuesa
zarzamora
fresa
kiwi
mango
higos, secos* o frescos
pérsimo
cerezas
chabacanos secos*
ciruelas pasas*
pasas*

*Evite las frutas secas con bióxido de azufre o sorbato de potasio.

Las frutas obvias en su ausencia incluyen manzana, naranja y toronja. Este trío familiar que todos conocemos y adoramos no es bueno para empezar el día. Sencillamente no llenan a los niños y lo que usted menos desea es que su hijo tenga hambre y se sienta privado media hora después de comerlas.

## Licuados

Los licuados son bebidas preparadas que se sirven como alimentos completos o como botana, dependiendo de la receta. Estas bebidas incluyen un líquido (generalmente jugo) y aproximadamente una taza de fruta o un alimento similar. Si usa fruta congelada no es necesario usar hielo. No obstante, si usa ingredientes frescos agregue 1/2 taza de hielo. Al preparar estas bebidas, vierta primero el jugo en la licuadora, luego la fruta y por último cualquier otro complemento. Encienda la licuadora a velocidad baja y aumente la velocidad poco a poco hasta que esté a punto de puré. Tendrá que licuar de 2 a 3 minutos para obtener la consistencia deseada.

### Helado tropical

*1 plátano congelado*
*1/2 taza de jugo de naranja*
*1/2 taza de piña*

### Racimo de durazno

*1/2 taza de duraznos*
*1 taza de jugo de manzana*
*1 plátano congelado*

### Anhelo de mora azul

*1 taza de moras azules congeladas*
*1 plátano fresco*
*1/2 taza de jugo de piña*

### Cortejo de fresas

*1 taza de fresas*
*1 plátano congelado*
*1/2 taza de jugo de manzana*

### Locura de mango

*2 plátanos congelados*
*2 mangos en rebanadas*
*1 taza de moras azules congeladas**
*1 taza de fresas congeladas**
*jugo de manzana al gusto, ligero o espeso*

## Ensaladas de frutas

### Ambrosía de energía pura

*1/2 taza de piña*
*1/2 taza de uvas*
*1/2 taza de manzana rallada*
*una pizca de canela*
*unas gotas de limón*

### Fresa a la menta

*1 taza de fresas*
*unas gotas de limón*
*4 hojas de menta picadas*
*azúcar espolvoreada o una gota de stevia*

### Moras con plátano

*1 taza de moras*
*1 plátano rebanado*
*1/2 taza de plátanos deshidratados*
*bañe con un poco de jugo*

### Verdamoramente tuyo

*1 taza de fresas*
*1 taza de moras azules*
*1 taza de plátano rebanado*

### Durazno intenso

*1 taza de chabacanos*
*1 taza de duraznos*
*1 taza de moras azules*

### Delicia tropical

*1 taza de mango*
*1 taza de papaya*
*1 taza de piña*
*1 plátano rebanado*

*Se puede sustituir la fruta congelada con fruta fresca, pero recuerde agregar hielo.

## Botanas y bocadillos

En algún punto entre el desayuno y la comida, los cuerpos pequeños, incluso los regordetes, necesitan fortificarse. Las botanas de carbohidratos son buenas a cualquier hora del día hasta que se consuma proteína animal. Consulte la regla cuatro al principio del capítulo 10 si tiene dudas.

**Botanas de carbohidratos (son mejores sin sal)**

papas fritas
*pretzels*
totopos de maíz
palomitas de maíz
cacahuates
camotes fritos
verdura rebanada
crema de cacahuate
pastel de arroz
pan de cualquier tipo (sin acondicionadores de masa, por favor)
galletas saladas
nueces de soya asadas u otros productos de soya (cuidado con la sal)
papas a la francesa
aros de cebolla

**Botanas de proteínas**

nueces y semillas de cualquier tipo, de preferencia crudas y sin sal
crema de nueces, incluida la crema de cacahuate
nueces de soya asadas
helado (de preferencia de soya)
yogur (de preferencia de soya)
queso (de preferencia de soya)

## Comida

### Tacos

Los tacos son un plato versátil que usted puede hacer con los siguientes rellenos o usar su imaginación y preparar su propia receta. Para obtener tortillas suaves, caliéntelas 30 segundos por cada lado en un comal o en una plancha eléctrica a 190° C (375°

F). Para tacos dorados, fríalos en aceite de cártamo no refinado hasta que doren.

1. Cebolla salteada, col, cilantro, ajo y chiles jalapeños (queso de soya opcional), PST o *tofu*.
2. Papas rostizadas y salsa.
3. Berenjena asada, calabacitas, pimientos asados, queso de soya rallado, aguacate y cebollitas de Cambray picadas.
4. Frijoles negros, champiñones *portobello*, germen de rábano y salsa (queso de soya opcional).

**Envueltas y burritos**

Ambos son básicamente lo mismo en lo que se refiere a preparación. Empiece por calentar las tortillas en un comal por un minuto o menos. Ponga la tortilla extendida. Ponga el relleno a unos 7 centímetros de la orilla próxima a usted, dejando de 2 a 5 centímetros de margen a los lados. Levante la orilla próxima a usted. Doble las orillas laterales sobre el relleno encontradas sobre el primer doblez, como si fuera un sobre. Con ambas manos, enrolle hacia delante, usando los dedos para envolver bien el relleno en la tortilla. Siga enrollando hasta llegar al borde de la tortilla. Confíe en nosotros, sabrá cuando esté lista. Puede servirlas así o cortarlas en cuatro.

**Burritos**

Los burritos están diseñados para ser una comida completa. Le recomendamos agregar germen o lechuga rallada a cualquiera de ellos. Cuando haga un burrito, asegúrese de que el relleno no sea muy jugoso ya que la humedad desbaratará la tortilla. Aquí tiene algunas sugerencias, o deje volar su imaginación:

1. Frijoles bayos y arroz, con salsa de jitomates asados y queso de soya.
2. Proteína de soya texturizada, chiles, guacamole, arroz integral, granos de elote asados, cilantro y cebolla picada.

3. Vegetales asados, arroz integral, aderezo a la italiana y albahaca fresca.
4. *Tempeh* rebanado estilo BBQ, cacahuates triturados, arroz integral, germen de frijol y aderezo estilo *thai*.

**Envueltas**

Las envueltas son fáciles de llevar y de hacer. Cualquiera que sea su comida soñada, ¡puede envolverla! Le recomendamos dejarlas enteras si es comida para llevar. A nosotros nos gusta en particular envolver versiones de ensaladas de nuestros alimentos favoritos. Es fácil, sólo tiene que picar los ingredientes, mezclarlos en una salsa, envolverlos y obtendrá una deliciosa comida. Una vez más, no se limite. Piense en algunos de los alimentos favoritos de su hijo y sólo envuélvalos para llevar.

1. Ensalada César con *tempeh* y ejotes
2. Ensalada de huevo, germen de frijol, arúgula, arroz integral, apio, col y pimientos.
3. *Tofu* sazonado con mezcla sureña, guacamole, salsa, frijoles negros, cilantro, *pesto* de pimiento asado y lechuga o germen.
4. *Tofu* asado con especias, cebollas asadas, pimientos y salsa de pepino al ajo.

**Pizza**

La pizza es una comida cómoda y creemos que podríamos vivir de ella. También es un plato versátil. Nos gusta usar tortillas o bases preparadas para pizza. Lea con cuidado las etiquetas y evite bases que tengan acondicionadores de masa y otras substancias químicas o conservadores. Con las tortillas puede preparar pizzas en la estufa en unos cuantos minutos. Básicamente empezamos con *pesto* de jitomates deshidratados (vea la receta incluida más adelante) o con una sencilla salsa *marinara* y agregamos nuestros ingredientes favoritos de acuerdo con lo que tengamos a mano o se nos antoje.

1. Pimientos asados, ajo, albahaca fresca y *tofurella*.
2. Aceitunas negras, champiñones y alcaparras.
3. Ajo y alcaparras.
4. Hinojo, berenjena, calabacitas, ajo, tomillo y albahaca.
5. Proteína de soya texturizada sazonada a la italiana, pimientos, champiñones y albahaca.
6. Salsa de jitomate y queso de soya.

**Pasta**

Para que sea un platillo de carbohidratos, si desea espolvorear un poco de queso parmesano use el parmesano de arroz (hecho de arroz) en lugar del normal.

1. Espagueti con salsa de jitomate.
2. Tallarines con mantequilla.
3. *Penne* con verduras.
4. Macarrones con queso (queso de soya, desde luego).

**Quesadillas**

Las quesadillas son muy divertidas y rápidas de hacer. Con sólo tres ingredientes y pocos minutos, su hijo puede disfrutar una deliciosa botana o una comida sencilla. Nos gustan tanto que siempre tenemos en el refrigerador queso de soya y tortillas.

1. Alcachofas con elote y chile.
2. Aguacate y salsa.
3. Salsa y queso de soya.
4. Col a las brasas, cebollitas de Cambray y cilantro.
5. Champiñones asados, arúgula y cebolla salteada.
6. Queso de soya estilo americano, mostaza, pepinillos y cebollas asadas.
7. Berenjena asada marinada y ajo con albahaca fresca.
8. Pimientos asados y cilantro.

**Sandwiches**

Los sandwiches son favoritos a toda hora. Su hijo no está restringido a comer sólo pan integral. Cualquier pan está bien, incluso el pan blanco, siempre que no tenga conservadores ni acondicionadores de masa. Si le sirve pan integral a su hijo puede tostarlo para darle un sabroso sabor a nueces que los niños adoran.

1. Hamburguesa estilo americano, cebollas asadas, pepinillos, mostaza y queso de soya estilo Cheddar.
2. Ensalada de huevo, lechuga, jitomate y cebolla morada.
3. Pastel vegetariano con pimientos asados, cebolla, proteína de soya texturizada y champiñones; con crema de *pesto* y cubierto con germen.
4. Verduras asadas con *pesto* de jitomates deshidratados.
5. *Tofu* asado con arúgula y pimientos asados.
6. Jitomates asados, cebolla, *tofu* y champiñones.
7. Pepino, cilantro, jitomate, cebolla morada, queso al pimiento.
8. Aguacate, germen, jitomate, cebolla morada y pesto de berenjena.
9. Crema de cacahuate.
10. Aguacate, jitomate y germen.
11. Lechuga, jitomate, cebolla, pepino.
12. Carnes frías de soya.

**Sopa**

La sopa es el principal alimento en lo que a nosotros concierne. Usted puede hacer sopa casi de cualquier cosa y comerla a la hora que sea y donde sea. Las sopas pueden ser frías o calientes. Un buen termo para sopa es obligatorio. Usted puede adaptar cualquiera de las sopas básicamente de verduras que ya son favoritas de su hijo para el programa delgados y en forma usando caldo de verdura con poco o sin sodio en lugar de caldo de res o de pollo y usar leche de soya en lugar de leche de vaca.

1. Jardín de verduras.
2. Champiñones y cebada.
3. Papas con elote y chile.
4. Calabaza.
5. Zanahoria con romero y ralladura de naranja.
6. Vegetales en trozos con lentejas.
7. Alberjón con hinojo y pimientos asados.
8. Tortilla y elote asado.
9. Jitomates frescos y albahaca.
10. Gazpacho.
11. Pepino con yogur.
12. Camote con calabaza.
13. Chile.
14. Sopa mediterránea de alubias.
15. Curry con *tofu*.
16. Sopa de vegetales de primavera con hierbas de olor y verduras ralladas.
17. Orzo con jitomates y cebollas.

**Vegetales**

Los vegetales son carbohidratos, son las sorprendentes estrellas de todos los grupos alimenticios. Aportan color, textura, sabor y salud a nuestras dietas. Contienen fibra y son ricos en nutrientes. Tienen la mayor versatilidad alimenticia en términos de preparación. Se pueden almacenar en una amplia variedad de formas y aún mantener su calidad.

Para asar los vegetales a la parrilla, la mayoría deben cortarse en trozos de 1 centímetro. Se pueden cortar de arriba abajo o lateralmente. Precaliente la fuente de calor. Esto lleva de 5 a 10 minutos, dependiendo de qué tipo de elemento use para calentar. Si tiene que esperar unos minutos, puede aprovechar para marinar los vegetales. Una vez que precaliente la fuente de calor, ponga los vegetales sobre la parrilla o plancha, en el horno o bajo el rostizador.

Lea cuidadosamente cualquiera de los libros de cocina que tenga a mano y verá que hay un gran número de platillos que puede preparar con vegetales, incluyendo *tempura*, fritos o al curri. Estas son sólo algunas ideas. Estamos seguros que usted tendrá algunas propias.

1. Brócoli al vapor con aceite de oliva y ajo.
2. Espinacas salteadas con albahaca, ajo y nuez moscada.
3. Ejotes con aceite de ajonjolí tostado.
4. Elote fresco con estragón y jitomates.
5. Espárragos con *pesto* de pimientos asados.
6. Calabaza con queso parmesano de arroz y aceite de oliva.
7. Zanahorias con menta fresca y azúcar morena.
8. Calabacitas, berenjena, cebolla y champiñones a la parrilla con aderezo a la italiana.

**Guisos y pasteles de carne**

Necesitará algo de lo siguiente, dependiendo de la receta: una cacerola, un molde para hogaza o una charola para hornear. Deberá cubrir el recipiente con una ligera capa de aceite de cártamo. Recuerde precalentar el horno.

Los guisos y pasteles de carne son prácticos porque se pueden preparar con antelación. Puede preparar grandes cantidades, luego dividirlos en porciones individuales y congelarlas para su uso posterior. Un guiso se puede servir como una comida completa, como plato fuerte con guarnición o como guarnición. Son una manera genial de usar los sobrantes de comida. Algunos guisos se sirven fríos o calientes. Con frecuencia los rebanamos y los usamos como entremés.

1. Pastel de lentejas con pimientos asados y champiñones.
2. Pastel de garbanzo y cebolla con especias orientales.
3. Brócoli con nueces de soya molidas y queso de soya tipo Cheddar.
4. Pastel de *tofu* a la BBQ, arroz integral y ejotes.
5. Macarrones con queso de soya estilo Cheddar al horno.
6. Pay de tamal con parmesano de arroz, pimientos y elote.

## Pastel de verduras

*½ taza de aceite de oliva*
*1 taza de cebolla picada*
*1 taza de hongos* portobello *picados*
*2 zanahorias medianas ralladas*
*⅓ de lata de puré de jitomate*
*1 ½ tazas de proteína de soya texturizada*
*1 cucharada de ajo finamente picado*
*2 cucharaditas de tomillo seco*
*1 ½ cucharaditas de aceite de ajonjolí tostado*
*1 cucharada de mostaza de su elección*
*Sustituto de sal y pimienta al gusto*

Precaliente el horno a 190° C (375° F). Unte ligeramente un molde para hogaza con aceite de oliva. Deje a un lado. Caliente el aceite en una sartén grande a fuego medio hasta que el aceite sisee. Agregue la cebolla, los champiñones, las zanahorias y el puré de jitomate. Revuelva para cubrir las verduras. Vacíe el resto de los ingredientes y saltee de 5 a 7 minutos y mueva ocasionalmente. Retire del fuego y deje enfriar en un tazón grande para mezclar. Con las manos forme una bola con la mezcla. Ponga en el molde para hogaza, presionando firmemente para formar una hogaza. Hornee de 30 a 45 minutos o hasta que esté firme al tacto y un poco dorado. Saque del horno y deje enfriar 10 minutos antes de rebanar.

## Pay de tamal

*2 cucharadas de aceite de oliva*
*1 taza de cebolla picada*
*2 cucharadas de comino*
*2 cucharadas de chile en polvo*
*1 cucharada de orégano seco*
*1 cucharada de ajo finamente picado*
*1 cucharadita de aceite de ajonjolí tostado*
*1 taza de salsa de tomate con trozos*
*1 taza de salsa de pimientos asados en trozos*
*1 manojo de cilantro fresco picado*
*4 cebollitas de Cambray rebanadas*
*1 paquete chico de espinacas congeladas, escurridas y picadas*
*1/2 taza de queso parmesano de arroz*
*1 paquete de* tofu *firme, desmoronado*
*1 paquete de tortillas de maíz delgadas*
*2 tazas de queso de soya con chile jalapeño*

Precaliente el horno a 190° C (375° F). Engrase un poco con aceite una cacerola o una charola para hornear mediana. Caliente el aceite en una sartén grande hasta que sisee. Agregue la cebolla, el comino, el chile en polvo, el orégano y el ajo. Saltee unos minutos. Pase la mezcla a un tazón grande. Agregue el resto de los ingredientes, excepto el queso de soya y las tortillas. Unte una pequeña cantidad de la mezcla en el fondo del recipiente en una capa delgada. Coloque una capa de tortillas en el fondo del recipiente, sobrepuestas o extendidas para cubrirlo. Alterne capas de la mezcla de vegetales y tortillas, y termine con una capa de mezcla. Espolvoree con el queso de soya. Hornee de 30 a 45 minutos hasta que esté firme al tacto y un poco dorado. Retire del horno y deje enfriar unos minutos antes de servir. Sirva así o con salsa a un lado. Este plato va bien con una ensalada o con una guarnición de verduras.

## Sopa de verduras

*2 cucharadas de aceite de oliva o vegetal*
*1 cebolla picada*
*4 tallos de apio picados*
*2 zanahorias grandes picadas*
*1 rutabaga picada en trozos grandes*
*1 nabo picado en trozos grandes*
*2 jitomates picados*
*1 litro de caldo de verduras o de agua*
*$^1/_2$ lata de puré de jitomate*
*2 cucharadas de orégano*
*1 cucharada de tomillo*
*2 cucharadas de ajo picado*
*4 champiñones grandes picados*
*1 pimiento rojo picado*
*1 pimiento verde picado*
*1 calabacita picada*
*1 camote pelado y rallado*
*1 manojo de perejil picado*
*1 manojo de albahaca picada*
*1 cucharada de salsa picante*
*3 o 4 cucharaditas de salsa inglesa*
*2 cucharaditas de sustituto de sal*
*1 cucharadita de pimienta negra*

Caliente el aceite en una olla grande. Saltee la cebolla, el apio, las zanahorias, la rutabaga, el nabo, los jitomates, los champiñones y los pimientos, mueva ocasionalmente. Mientras tanto, pique la calabacita, ralle el camote y pique el perejil y la albahaca. Para cuando termine, las verduras estarán salteadas. Vierta el caldo o el agua y el puré de jitomate. Debe cubrir la mezcla unos 5 centímetros. Agregue el resto de los ingredientes y cueza hasta que los vegetales estén tiernos, por unos 20 o 30 minutos. Pruebe y sazone al gusto.

*Pesto*

En lo que se refiere a *pesto*, una licuadora es buena, pero un procesador de alimentos es mejor. *Pesto* significa pasta, y pueden ser más o menos espesas. Básicamente se puede poner todo al mismo tiempo, aunque es mejor poner el líquido primero. Haga funcionar el procesador de manera intermitente. En 1-2-3. Nuevamente necesita experimentar para ver qué texturas son mejores para cubrir sus necesidades. Procesar de manera intermitente le dará los mejores resultados.

## *Pesto* de pimientos asados

*2 pimientos rojos*
*1 pimiento amarillo*
*1 pimiento rojo*
*3 o 4 dientes de ajo*
*1 cucharadita de orégano*
*1/3 de taza de hojas de albahaca*
*1/4 de cucharadita de chile rojo en polvo*
*1 1/2 cucharadas de aceite de oliva virgen*
*1 cucharada de vinagre de vino tinto*
*1/2 cucharadita de sustituto de sal*
*1/2 cucharadita de pimienta fresca quebrada*

Precaliente el horno a 245° C (475° F). Coloque los pimientos en una charola y hornee por 15 minutos. Revíselos con frecuencia. Deben ampularse y quemarse un poco por todos lados. Ponga los pimientos en un recipiente con tapa unos minutos y después pele, retire las semillas y los tallos. Coloque en un procesador con el resto de los ingredientes y pique pulsando de manera intermitente hasta que todo se mezcle bien. Esto debe tomarle sólo unas cuantas pulsaciones. Pruebe y sazone al gusto.

## *Pesto* de jitomates asados

Esta receta es única. Resuelve el problema de tener a la mano una base para pasta, dip para verduras crudas y pasta para untar pan o galletas. También funciona como una capa más de sabor para platos horneados como guisos y pasteles de carne.

*900 gramos de jitomates orgánicos frescos y maduros*
*2 tazas de albahaca fresca*
*2 cucharadas de orégano seco*
*1/2 taza de nueces de Castilla*
*1 taza de jitomates deshidratados*
*6 dientes de ajo*
*1 taza de queso parmesano*
*1/3 de taza de aceite de oliva virgen*
*1 cucharadita de sal*
*1 cucharadita de pimienta negra*
*4 chorritos de salsa picante*
*4 chorritos de salsa inglesa*
*1 cucharada de azúcar morena*

Precaliente el horno a 220° C (425° F). Corte los jitomates en mitades y revuelva en un tazón grande con las hojas de albahaca, el orégano y las nueces. Extienda una capa de la mezcla sobre una charola y hornee por 30 minutos.

Revise cada 15 minutos. Deje cocer hasta que la piel de los jitomates se torne rojo obscuro o café. Coloque la mezcla en un procesador de alimentos y agregue el resto de los ingredientes. Pulse el procesador hasta que la mezcla adquiera la textura de una salsa, o a su gusto.

## Salsa de aguacate

*1 aguacate maduro*
*1 diente de ajo finamente picado*
*2 tomates frescos picados*
*3 cebollitas de Cambray rebanadas*
*1/4 de cucharadita de comino*
*1 chorrito de aceite de ajonjolí tostado*
*1/4 de taza de cilantro picado*
*1 chorrito de salsa picante*
*Sustituto de sal y pimienta al gusto*

Pele y pique el aguacate. Triture en un tazón. Agregue el resto de los ingredientes e incorpore.

## Ensalada de "huevo"

*1 paquete de* tofu *desmoronado*
*2 cucharadas de aceite de oliva*
*1 cucharadita de cúrcuma*
*1 cucharada de mostaza*
*2 cucharaditas de eneldo fresco*
*2 tallos de apio finamente picados*
*2 dientes de ajo finamente picados*
*2 chorritos de salsa inglesa*
*1 chorrito de salsa picante*

Escurra el *tofu* en un colador. Mezcle con el resto de los ingredientes. Refrigere 30 minutos para mejores resultados, aunque se puede servir de inmediato si es necesario. Para un sabor diferente, pruebe con una o dos cucharaditas de curry y 1/4 de taza de cilantro picado.

### *Variante: dip para verduras crudas o cocidas*

Prepare la receta anterior. Ponga la ensalada en un procesador y muela unos segundos de manera intermitente hasta que esté tersa.

### Fosfato de chocolate

*3 cucharadas de jarabe de algarrobo*

*230 ml de agua mineral fría*

Vacíe el jarabe en un vaso. Vierta el líquido y mueva mientras lo hace. Sirva de inmediato. Para una textura más tersa, agregue $^{1}/_{4}$ de leche de soya.

## Bebes y niños

Existe un mundo místico al que los niños aluden cuando se trata de su apetito. Nuestras observaciones personales nos han llevado a creer que a los niños pequeños les gustan los sabores simples con texturas suaves. Si descubren algo que les gusta querrán comerlo una y otra vez hasta saturarse y después querrán cambiar a algo más. Debido a esto, nuestro consejo es que dé a sus hijos alimentos que usted crea que son saludables, de uno en uno. Esto significa que si a un niño le gusta el queso, no haga un guiso de queso con demasiados ingredientes. Pruebe con una simple quesadilla. Si desea que su hijo coma fruta, haga jugos preparados. Para los bebes, use el procesador de alimentos para moler verduras cocidas, y no use más de una o dos a la vez. Los niños desarrollan su paladar con el tiempo.

Tenga en mente que los niños imitan a sus semejantes y, a temprana edad, esto significa sus padres. Si usted no come chícharos no se sorprenda si sus hijos no los comen. Los niños tienen conciencia y confeccionarán sus gustos de acuerdo con lo que observen hacer a sus padres. De hecho, los niños pueden unirse a la diversión de preparar los alimentos. Nunca se es demasiado joven para empezar a cocinar al estilo del programa delgados y en forma, empezando de cero o, deberíamos decir, creando lo propio.

## Sembrar germinados

Sembrar germinados puede ser juego de niños, tan fácil como cepillarse los dientes dos veces al día. Requiere un recipiente transparente de 1 litro, un colador, agua y un poco de luz. El tiempo necesario es de dos a cuatro días, dependiendo de qué tipo de germinados sean. Generalmente, las semillas y los frijoles que se venden para germinar tienen instrucciones en el paquete. Los pasos básicos son los siguientes: vacíe una o dos cucharadas de semillas o de frijoles en el recipiente, cubra con agua y deje en un lugar fresco y oscuro toda la noche. Escurra el agua por la mañana. Agregue agua fresca, escurra de nuevo y deje un ligero residuo de humedad en el fondo. Cubra el recipiente con una malla asegurándola con una liga. Coloque el recipiente en un lugar iluminado lejos de la luz directa del sol. Enjuague los germinados dos veces al día. Los germinados cambiarán diario: si empezó con semillas, estarán maduras cuando la raíz tenga como medio centímetro de largo. De nuevo, siga las instrucciones del paquete si las tiene.

Los germinados no sólo son muy nutritivos, sino que también son una excelente fuente de proteínas.

Puede comprar germinados en frasco o en paquete en la mayoría de tiendas naturistas, al igual que todos los demás productos no perecederos sin conservadores, substancias químicas y sin sal.

### Ensalada de germinados de Sparkle

$^1/_2$ *taza de germen de alfalfa*
$^1/_2$ *taza de germen de frijol*
$^1/_2$ *taza de germen de girasol*
$^1/_2$ *taza de germen de soya*
$^1/_2$ *taza de germen de lentejas*
$^1/_4$ *de taza de perejil picado*
$^1/_4$ *de taza de germen de cebolla*
$^1/_4$ *de cucharadita de ajo finamente picado*
$^1/_4$ *de cucharadita de germen de* adzuki
$^1/_4$ *de taza de germen de garbanzo*
$^1/_2$ *taza de coles de Bruselas ralladas*
$^1/_2$ *taza de nueces de soya*

Aderezo:

*$^1/_3$ de taza de aceite de oliva*
*1 cucharada de vinagre de arroz*
*Un chorrito de aceite de ajonjolí tostado*
*Un poquito de miel*
*Pimienta de su elección*
*Un chorrito de salsa* tamari *baja en sal*

Coloque todos los ingredientes en un tazón grande. Vierta el aderezo y agite un poco. ¡Listo! También puede usar su aderezo favorito en lugar del de la receta, pero, por favor, sin aceites hidrogenados ni conservadores.

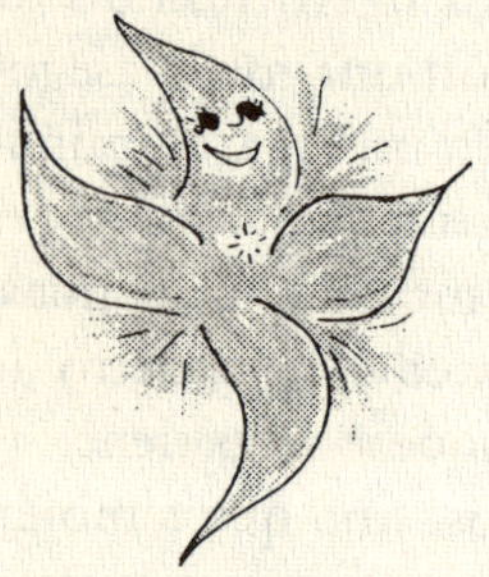

Miss Sparkle Britely
© 1999 Christina Tsitrian

# GERMEN EN FRASCO PARA NIÑOS

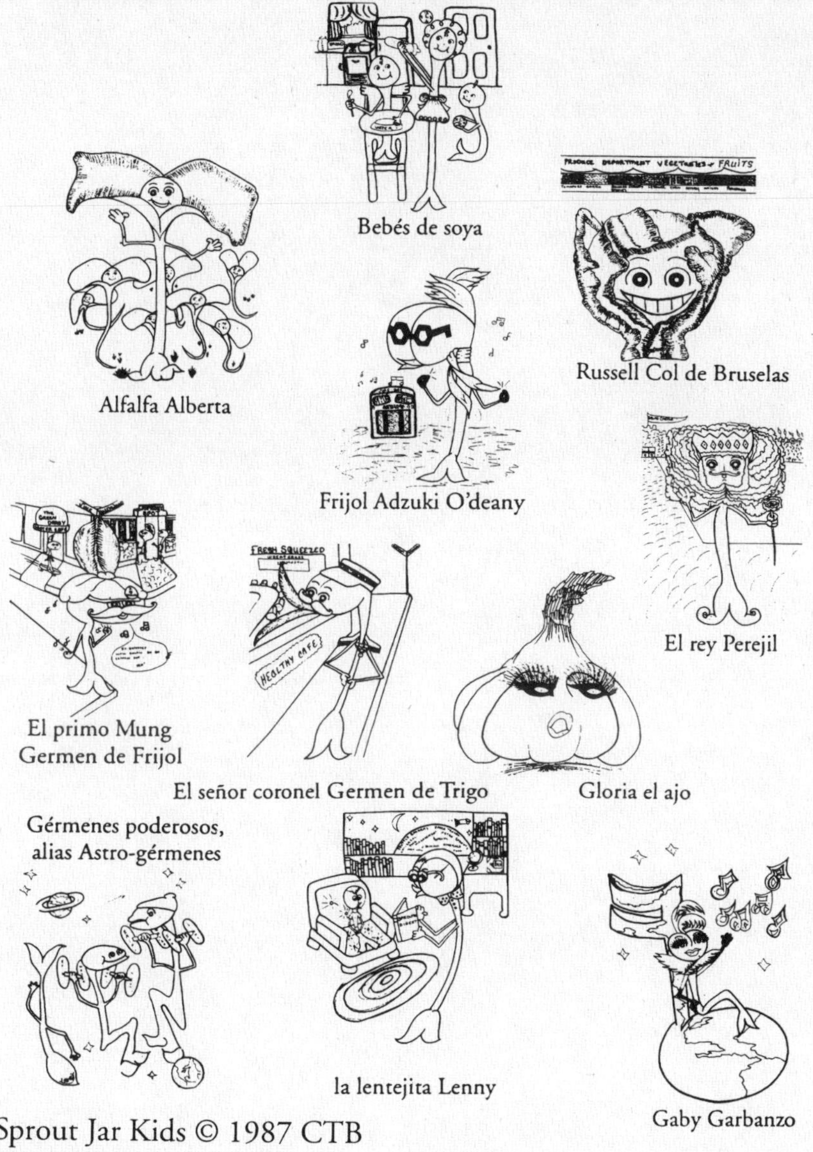


Bebés de soya

Alfalfa Alberta

Russell Col de Bruselas

Frijol Adzuki O'deany

El rey Perejil

El primo Mung
Germen de Frijol

El señor coronel Germen de Trigo

Gloria el ajo

Gérmenes poderosos,
alias Astro-gérmenes

la lentejita Lenny

Gaby Garbanzo

# SECCIÓN II

# La actitud

# GERMEN EN FRASCO PARA NIÑOS

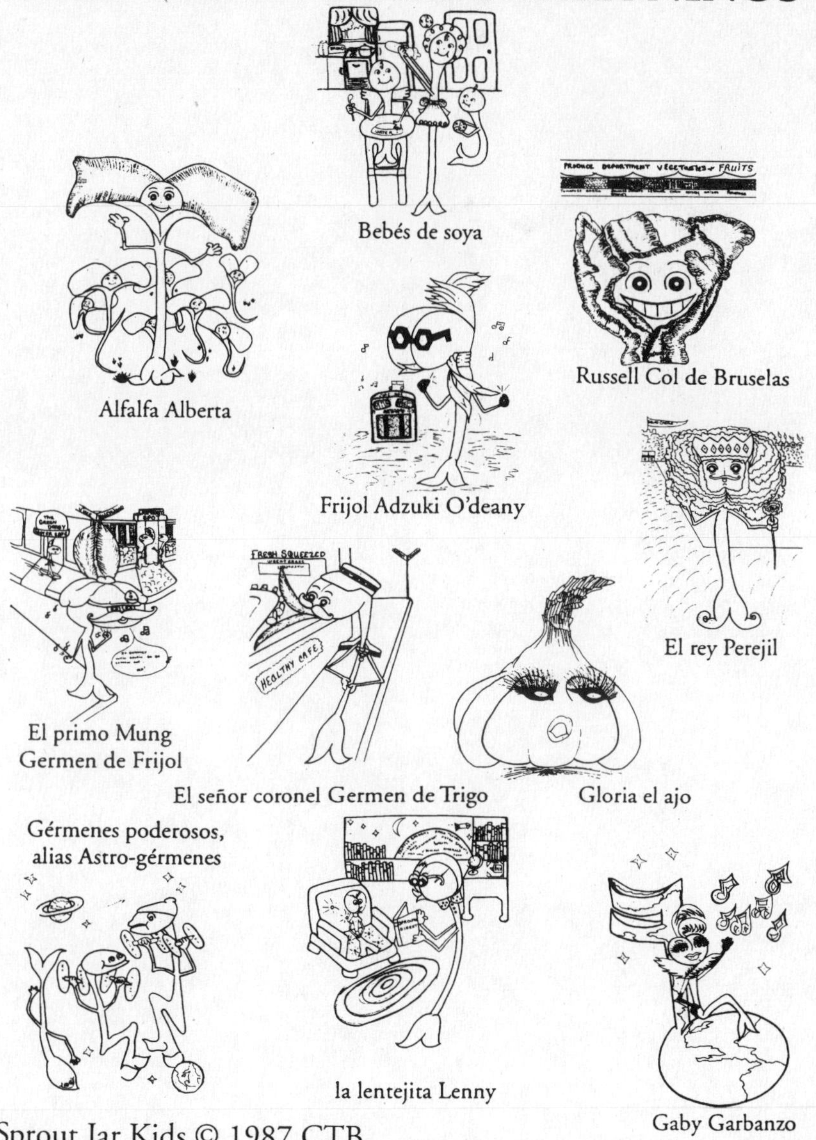


Bebés de soya

Alfalfa Alberta

Russell Col de Bruselas

Frijol Adzuki O'deany

El rey Perejil

El primo Mung
Germen de Frijol

El señor coronel Germen de Trigo

Gloria el ajo

Gérmenes poderosos,
alias Astro-gérmenes

la lentejita Lenny

Gaby Garbanzo


Credo por Christina Tsitrian

# SECCIÓN II

# La actitud

# Doce

## Cómo aumentar la autoestima de su hijo

Gracias a la *Beverly Hills Diet* y a la increíble respuesta que generó en los medios, con celebridades y hordas de personas desesperadas por encontrar una solución a la obesidad, en los últimos veinte años mi nombre se volvió conocido. El libro no sólo llegó a la lista de los mejores libros del *New York Times* y vendió más de un millón de copias, sino que también me impulsó a la fama de manera instantánea con más de ochocientos programas de radio y televisión dedicados a mi persona.

Lo que nadie sabe es lo que me costó compensar la baja autoestima que sufrí toda mi vida por el hecho de estar obesa. Todas esas antiguas cicatrices de las anteriores humillaciones públicas asociadas con ser una niña obesa, una adolescente con sobrepeso y una adulta regordeta, me impidieron tener confianza en mí misma.

Cuando estaba ayudando a mis clientes a transformarse en personas esbeltas igualmente espléndidas, noté que ellos también tenían problemas para cambiar su percepción de sí mismos. Ellos, al igual que yo, sufrieron las dificultades emocionales que impone ser obeso en un mundo esbelto.

Aun cuando desarrollé una serie de tácticas y juegos diseñados para hacer crecer mi sentido de individualidad y para crear una imagen más positiva de mí misma, éstos eran bastante fortuitos. Los fui compilando conforme fueron surgiendo para ocasiones adecuadas. Cuando vi lo bien que me funcionaba empecé a enfocarme en problemas específicos y comencé a crear una serie de ejercicios estructurados para ayudar a mis clientes, así como a mí misma, a desarrollar una nueva manera de pensar de acuerdo con nuestro nuevo cuerpo. Lo que observé fue que los clientes que hacían estos ejercicios lograron con éxito mantener su pérdida de peso, y transformar de manera dramática cómo se sentían acerca de sí mismos y la forma de interactuar con el mundo. Me encantó el efecto que estos ejercicios tenían en todos aquellos que los probaban, así como en mí misma, de modo que los incluí en mi primer libro y luego los mejoré para *La nueva dieta de Beverly Hills* y en *The Little Skinny Companion.*

Cuando el libro de *The Beverly Hills Diet* triunfó en librerías y fue tiempo de luces, cámara y acción, lucía casi tan bien como me sentía. Casi tan delgada, espléndida y glamorosa como la imagen que proyectaba al público. Desde luego, aún era y sigo siendo "una obra en proceso" desde un punto de vista psicológico, pero me sentía muy orgullosa de todas las inseguridades que yo misma me había enseñado a superar. Resulta interesante que incluso mientras trabajo en este libro, descubro que muchas de las razones que considero como aspectos negativos de mi personalidad, son un reflejo directo de mi infancia obesa y de los dolorosos recuerdos que he tenido enterrados todos estos años. Por fortuna, ahora tengo las herramientas para cambiar y erradicar de manera efectiva sus debilitantes efectos.

Al escribir este libro con el doctor John, nos dimos cuenta que algunos principios se aplican a los niños. No es suficiente con ayudarlos a lograr tener el físico que siempre han soñado. A menos que sientan la misma seguridad de su transformación interna, todo lo que habrá logrado será darle a un niño obeso un cuerpo delgado. Las siguientes dinámicas están diseñadas para ayudar a los niños a crear una imagen nueva, ¡de adentro hacia fuera! ¡Hay más en la obesidad que sólo el comer!

## Yo estoy orgulloso, tú estás orgulloso

Cada vez más madres de niños pequeños trabajan fuera de casa. Esto significa que los padres de familia están más ocupados en casa que antes, arreglándoselas con las labores del hogar, lidiando con el trabajo, estirando el tiempo para supervisar la tarea de los hijos, tratando de asistir a sus partidos, juntas con las maestras, etcétera. Más padres de familia están más exhaustos que en ninguna otra época de la historia. En la carrera por lograr lo que nos proponemos, es fácil dar por sentados los pequeños logros diarios de los hijos que contribuyen a su propia imagen positiva. Esta dinámica está diseñada para dar a los padres de familia y a los hijos una oportunidad de reconocer esos pequeños triunfos, que de otra manera se pasan por alto.

Para este y todos los demás ejercicios necesitará un pequeño cuaderno con separadores. La meta de cada uno de ustedes es escribir una o dos oraciones cada noche antes de ir a la cama describiendo algo que el niño haya hecho y que merezca elogios. Por ejemplo, su hijo podría escribir: "Estoy orgulloso de mí porque...", y usted escribiría: "Estoy orgulloso de ti porque...". Una vez que cada uno haya terminado de escribir, compártanlo en voz alta, leyendo en uno al otro lo que cada uno escribió.

No tienen que ser cosas grandiosas, de hecho, entre más pequeñas y más insignificantes, mejor. Por ejemplo, alabe a su hija por lavarse los dientes sin tener que decírselo. Cuando se desarrolla una imagen personal positiva, las pequeñas cosas significan mucho, especialmente cuando la familia se encuentra reunida. Aliente a su hijo a leer todo el cuaderno de manera regular para reafirmar lo fabuloso que es.

## Lo primero... lo último... (¡Eres lo máximo!)

En las prisas por alistarnos para ir al trabajo y a la escuela, es difícil encontrar tiempo para dar un giro positivo al día. Este ejercicio está diseñado para hacerlo con sutileza, de una manera que no sea gran cosa. Como sea que despierte a sus hijos por las mañanas, ya sea que los toque suavemente, los acurruque o les sople al oído, en algún punto, susurre discretamente a su oído estas palabras: "¡Eres lo máximo!" Asegúrese de darles el mismo mensaje, de la misma manera, cuando los arrope por las noches, aun si se portaron mal durante el día.

## Eres especial porque...

Una de las cosas más difíciles de aprender para niños y adultos, es aceptar cumplidos. Para los niños que están pasando ratos difíciles en la escuela y en la casa por el exceso de peso, ver algo positivo sobre ellos mismos puede ser aún más difícil. Pero los niños que reciben una retroalimentación positiva sobre ellos mismos tienen menos probabilidad de disminuir su valor personal y de buscar gratificación en la comida.

Este ejercicio está diseñado para robar la atención a lo que el niño come (o no come) y ponerla en donde pertenece: en su individualidad como persona. A solas con su hijo, comparta algunas de las cosas que usted encuentra realmente especiales en él. Sólo diga: "Creo que eres especial porque..." Escríbalo en el cuaderno en la sección destinada para ese propósito. Luego pida a su hijo que elija algo especial acerca de usted y que lo ponga en el cuaderno.

Una vez que ambos hayan hecho esto juntos, introduzca el ejercicio al resto de la familia. Aliente a su hijo a que repita el proceso con sus hermanos, hermanas, familiares y amigos: que nada más se les acerque y les diga: "Creo que eres especial porque...", y que luego les pida: "Ahora dime algo especial que te guste de mí". Puede ser un poco difícil al principio, pero se hace más fácil cada vez que lo hace. De hecho, se convierte en un juego encantador generalmente iniciado por los mismos niños, sin el estímulo de sus padres. Claro, ¿a quién no le gusta oír cosas buenas sobre sí mismo? El papel de la persona que está recibiendo un cumplido es escuchar, aceptar los comentarios positivos y simplemente decir "gracias" y nada más. Sólo aceptar el cumplido, punto; algo que no es fácil de hacer o de aprender.

## Afirmaciones

¿Cuántas veces ha escuchado a su hijo hacer comentarios negativos sobre su persona? "Ay, soy tan estúpido. ¡Debí haber sacado una mejor calificación en el examen!", o "¡Soy tan gordo y torpe, con razón nadie me elige para su equipo de voleibol!" Escuchar a los niños menospreciarse es casi tan doloroso como escucharlos quejarse por las maliciosas burlas que otros niños hacen sobre su peso.

La meta de usar afirmaciones es reemplazar este diálogo interno de autocrítica con palabras saturadas de sinceridad, convicción y fe, de manera que se conviertan en bombas atómicas verbales altamente explosivas, que destruirán los pensamientos negativos e infundirán en el niño el orgullo, el poder y la voluntad de cambiar.

El truco de las afirmaciones radica no sólo en las palabras, sino también en la manera en que se dicen. A continuación sugiero dos afirmaciones que debe enseñar a su hijo. Después explico cómo debe decirlas.

### Estoy bien

"¡Estoy perfecto y cada vez mejor!" Esto significa que está bien así, pero que lucha por mejorar. Su hijo debe repetir esta oración cada noche antes de ir a la cama.

### Alerta y listo

"¡Hoy haré mi mejor esfuerzo y será mejor de lo que fue ayer!" Su hijo debe decir esto al despertar o antes de salir hacia la escuela cada mañana.

Cada una de estas afirmaciones debe repetirse siete veces. Enseñe a sus hijos a decir las afirmaciones de la siguiente manera:

1. Muy fuerte la primera vez.
2. Menos fuerte la segunda.

3. En un tono normal la tercera.
4. En un tono suave la cuarta.
5. Susurrando la quinta.
6. Repetirlo para sí la sexta y la séptima.

## Para niños de trece años y mayores (Para que lo lean para sí)

En la sección de afirmaciones de su cuaderno, haga una lista de las cosas negativas que se dice diario sobre sí mismo. Anote todas las veces que ha dicho "qué tonto soy" o "cómo pude ser tan estúpido". Luego dedique unos momentos al día para examinarlas. Elija una de estas frases negativas y conviértala en una positiva. Por ejemplo, en lugar de decir: "¡Estoy gorda!", diga: "¡Estoy delgada!" En vez de decir: "¡Soy una estúpida!", diga: "¡Qué inteligente soy!" En lugar de decir: "¡Soy sosa!", diga: "¡Soy graciosa!"

Siga los lineamientos sobre cómo decir las afirmaciones, pero en lugar de sólo repetir la afirmación en silencio dos veces, diga cada afirmación en silencio ¡20 veces! El poder de la afirmación está en la repetición.

Luego, ¡levántese y haga algo positivo al respecto! ¡Tome acciones específicas! ¡Haga un plan para hacer realidad esas fantasías!

Si desea saber más sobre cómo y por qué funcionan las afirmaciones, le recomiendo el libro *Scientific Healing Affirmations* de Paramahansa Yogananda.

## Diez minutos de guía

Mike Powell, quien rompió el récord mundial de salto de longitud en el Campeonato mundial de 1991, cuenta la historia de la forma en que desarrolló su interés y su habilidad en el salto.

> "Cuando era adolescente teníamos un largo pasillo que corría de un extremo de la casa al otro. Al final estaba el comedor, luego la sala. Cuando llegaba de la escuela, practicaba el

salto corriendo a través del pasillo, saltando por el comedor y tratando de aterrizar en el sillón rojo de piel de la sala. Luego empecé a observar algo inusual: una vez que llegué al sillón y alcance mi meta, pareció como si el sillón se estuviera alejando, así que tuve que seguir intentando con mayor ahínco saltar cada vez más lejos. Años después descubrí que era la forma de mi mamá de alentarme a mejorar cada vez más lo que me gustaba, el salto de longitud. Ella nunca me gritó por el ruido que hacía. Todo lo que decía era: ¡Es grandioso Mike! ¡Lo puedes lograr!"

Moraleja: si la madre de Mike Powell hubiera desalentado su interés en el salto y le hubiera dicho que saliera a jugar, probablemente nunca se hubiera convertido en uno de los más grandes atletas en el salto de longitud.

De hecho, cuando Powell realizaba el salto que le mereció el récord mundial, la última cosa que recuerda haber visto es una imagen de aquel sillón rojo de piel.

Desde luego, no se puede predecir qué récord de atletismo, en artes, literatura, música, medicina, ciencias, política o negocios podrían romper sus propios hijos algún día. Pero usted puede escuchar, ver y aprender sobre los intereses de sus hijos. Si su hijo se fascina jugando con cera derretida para velas, manipulándola, formando figuras, aliente su incipiente interés en la escultura proporcionándole arcilla para trabajar. Hable con él. Averigüe lo que le intriga; pregúntele sobre lo que sueña hacer y parta de ese punto. Conserve la imagen de la madre de Mike Powell en su mente y úsela como inspiración para guiar a sus propios hijos.

La meta de este ejercicio es descubrir y afirmar los objetivos a corto plazo de su hijo. Ya sea que esté en la primaria o en la secundaria, pídale que describa algo que le gustaría hacer o ver en sí mismo. Lo que sea que le responda, aún cuando la sorprenda y especialmente si parece algo fuera de contexto, responda con un "¡Lo puedes lograr!" Confíe en mí; no hay palabras más poderosas y apremiantes, en especial cuando le está dando permiso a su hijo de perseguir un sueño.

Otro libro de Paramahansa Yogananda que les recomiendo ampliamente leer a usted y a su hijo, de cualquier edad, *Two Frogs in Trouble*.

## Observar, ver, tocar, sentir

Todos lo hacemos y todos hemos visto a nuestros hijos, cónyuges, amigos y colegas hacerlo. Se llama lenguaje corporal y se refiere a la forma en que el cuerpo construye una armadura para protegerse en situaciones de tensión. Es la respuesta física instintiva del cuerpo (tensión en los hombros, un tirón en el cuello) cuando trata de contener sentimientos de ira, frustración, tristeza e incluso alegría y risa. Es la forma en que los pequeños comelones reaccionan cuando reciben una reprimenda o un regaño: "¡No comas eso! ¡Sólo las personas delgadas pueden comer helado de chocolate! ¡No te pongas eso! ¡Te hace ver gordo!" O cuando reaccionan de manera que tal vez otros puedan percibir como inapropiada para la ocasión, riéndose de algo de lo que nadie más se ríe, por ejemplo. Los comelones, en particular, realmente invierten mucha energía en reprimir sentimientos porque es muy doloroso o confuso sentirlos. Esa es una de las razones por las que comemos. Yo la llamo la separación mente-cuerpo. Nuestro corazón, y no nuestra cabeza, registra los sentimientos y, generalmente de manera inconsciente, elegimos no sentirlos. No es de extrañar que algunas personas tengan una postura desgarbada, que otras mantengan el cuello en una posición extraña, mientras que otras parecen tener un hombro con un chipote.

La meta de observar, ver, tocar, sentir es ayudar a romper esta armadura del cuerpo de manera que los niños se sientan más positivos acerca de sí mismos.

Siempre que hable con su hijo observe cómo se reprime y cómo responde físicamente a ciertas cosas que se dicen. ¿Alza los hombros cuando se le llama la atención? ¿Aprieta el puño cuando habla de que lo dejan fuera de los juegos en el recreo? Antes de que la conversación termine y sin hacer ningún comentario, de una manera casual, toque a su hijo donde parezca estar construyendo su armadura estructural. Con ello reemplazará esos sentimientos negativos con ternura, apoyo y amor. Con el tiempo, los sentimientos nocivos empezarán a liberarse y usted comenzará a notar que la forma de comportarse de su hijo es menos tensa, desafiante e infeliz y con mucha más seguridad.

## Masaje de puntos de activación

¿Pero por qué no cortar de raíz la armadura antes de que se forme? Una vez que domine el concepto implícito en observar, ver, tocar y sentir, le será fácil pasar al masaje de puntos de activación, algo que yo descubrí casi por accidente en el Pacific Athletic Club donde hacía ejercicio. Comencé a observar la apariencia de bienestar radiante en el rostro de los clientes que trabajaban con el entrenador personal Michael Szymanski. Lo primero que observé fue que su respuesta no provenía de los súper cuerpos que él les ayudaba a formar, sino del masaje único de puntos de activación a la Szymanski que él daba entre sesiones. Michael ha preparado una gráfica fácil de seguir que define la descripción de su técnica, de manera que usted pueda aplicar sus métodos en casa para ayudar a que su hijo haga la conexión entre la mente y el cuerpo, para que sienta sus sentimientos y ¡empiece a sentirse sensacional!

## Cómo nutrir con tacto a los niños

por Michael Szymanski

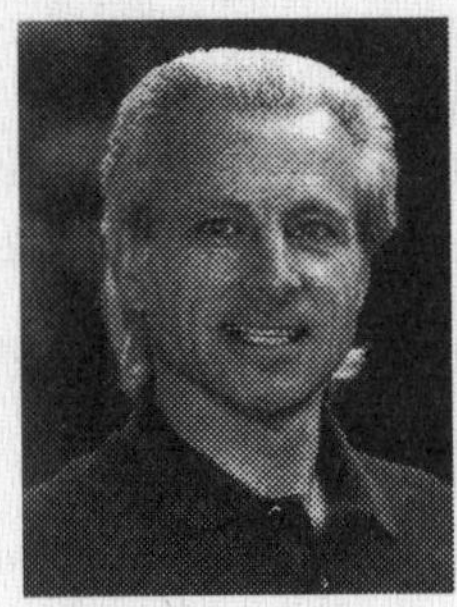

Michael Szymanski

**Michael Szymanski** *da clases de yoga y acondicionamiento físico personal en el Pacific Athletic Club de Pacific Palisades, California. Ostenta una certificación avanzada de la Academia nacional estadunidense de medicina del deporte. Durante los últimos diez años ha impartido clases en California y Hawaii. Sus técnicas se limitan sólo para aquellos que trabajan.*

Desde hace mucho la medicina occidental supuso que los recién nacidos no tienen la capacidad de sentir mucho dolor debido a un sistema nervioso subdesarrollado.

Existe una escuela de pensamiento mucho más antigua, presentada en forma escrita por el obstetra Frederick Leboyer en su libro *Birth Without Violence,* donde sostiene que el dolor y el sufrimiento que nos impiden realizar la iluminación comienzan con el trauma de la experiencia del nacimiento. Este dolor y sufrimiento se personifican literalmente el día que nacemos, creando sentimientos profundos de ansiedad y abandono que nos afectan de manera constante cada día, cada hora, en cada respiración.

Llevo diez años trabajando con el cuerpo de las personas. He trabajado principalmente como entrenador personal y como maestro de yoga, poniéndolos en forma y agregando mi experiencia como terapeuta de masaje para ayudarlos a aliviar viejas lesiones.

Aún busco un cliente en el que yo no pueda identificar la pauta de tensión muscular subyacente, provocado por una dolorosa experiencia de nacimiento y otros traumas de la edad temprana que van desde la circuncisión, la negación del pecho a favor del biberón, hasta ruidos fuertes como la palabra ¡no! En algunos casos, conforme la pauta empieza a aflojarse, el cliente puede recordar la situación particular de su infancia temprana.

Recientemente, la ciencia occidental identificó una masa de materia gris localizada en la porción frontal del cerebro llamada amígdala. Esta parte del cerebro representa una función muy importante en el despertar, incluso cuando somos lactantes. La ciencia ahora cree que así es como aprendemos a evitar el dolor y las situaciones peligrosas. Incluso con un sistema nervioso primitivo, estos recuerdos, con frecuencia violentos, se conservan por décadas en el fondo del inconsciente.

Los pediatras están empezando a notar que la tensión muscular en los recién nacidos es un buen indicador de qué tan irritable será un niño. Así que cualquier cosa que libere a su cuerpo de la tensión muscular es útil.

El masaje es una manera grandiosa de recobrar confianza y sanar las emociones. Incluso manos poco hábiles pueden encontrar áreas tensas y relajadas. Una fricción suave en la espalda o pies siempre es relajante. Si es usted novato no se preocupe, mucho del aprendizaje proviene de la acción y de la constante recopilación de retroalimentación de las expresiones faciales y la tensión muscular. Al tacto, los lactantes y los niños pequeños generalmente son más sensibles que los adultos. Entre más tenso esté el músculo, más suave debe ser el contacto.

La terapia de puntos de activación es la manera más efectiva que he encontrado para relajar los músculos, uno por uno.

El primer paso es localizar el punto de activación, que llega a una franja o punto de fibras tensas en el músculo. El cuerpo está envuelto por tres capas de músculo, así que pueden estar profundas. La presión con el pulgar se aplica sobre el punto de activación hasta que se relaja. Primero presione ligeramente, luego aumente la presión de manera gradual hasta que el punto de activación de suavice.

Presionar demasiado fuerte muy pronto sólo causará que el punto se tense más. Así que hágalo despacio y busque retroalimentación en el lenguaje facial y corporal. Consulte la gráfica de localización de los puntos comunes de activación. Éstos varían de una persona a otra.

## Gráfica de localización de los puntos de activación

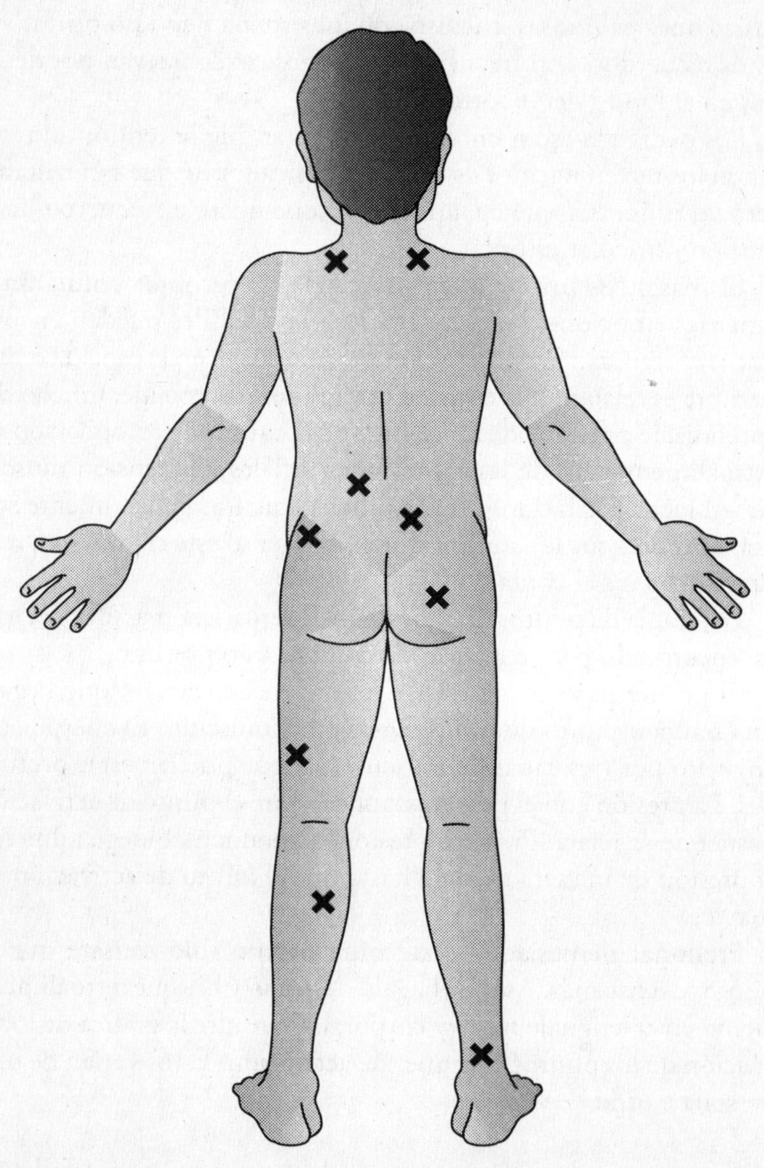

# SECCIÓN III

# El movimiento

# Trece

## ¡A hacer ejercicio con Thea!

El periódico local publicó, en mi pequeña comunidad de Pacific Palisades, una página completa de anuncios con programas de ejercicios para niños. Entre ellos estaban el Child's World, Kids' Universe y Kids' Club, los cuales ofrecían actividades físicas después de la escuela para niños. Luego estaba la cancha de tenis, el campo de beisbol y el campamento de verano de los Bruins de UCLA que combina todos: ¡beisbol, basquetbol, futbol americano, golf, gimnasia, futbol soccer, natación, tenis, tiro, softbol, voleibol y waterpolo! Y por si eso no fuera suficiente, ¡los padres pueden contratar un entrenador personal para sus hijos!

¡Y los medios dicen que en la actualidad los niños tienen sobrepeso debido a que no hacen suficiente ejercicio! ¡En definitiva algo anda muy mal en este panorama!

Durante mi infancia, si uno deseaba participar en una actividad organizada al salir de la escuela se tenían dos opciones: el patio de la escuela o el boliche. Sin embargo, para llegar ahí caminaba o me iba en bicicleta. Sí, en estos tiempos los niños hacen mucho más ejercicio. Lo que no tienen es actividad, no caminan a la tienda de la esquina en lugar de que vaya mamá, no van a la biblioteca en bicicleta, no participan en el juego de softbol en el lote baldío.

Los niños no quieren hacer ejercicio. Quieren divertirse. En la actualidad el ejercicio se ha vuelto algo que las personas hacen con una intención muy definida. Para los adultos, la meta es quemar grasa haciendo que el corazón se acelere para que ellos puedan perder peso. Para los niños, el ejercicio se ha vuelto otra actividad muy estructurada que a menudo es una extensión del día escolar. Después de clases van a casa a jugar futbol americano, soccer o a hacer gimnasia.

¿Cómo llegan a estas mini olimpiadas desde la escuela? ¿Montan sus bicicletas, suben a sus patinetas, corren? Por supuesto que no: ¡su mamá los lleva en su camioneta!

¿Qué les sucedió a los días en que las familias jugaban juntas, bailando como locas alrededor de la sala por el simple placer de estar vivos? ¿Dispararse aros entre todos en el patio? ¿Andar en bicicleta el domingo por la tarde en el parque? Debido a esta locura por hacer ejercicio, de cierto modo hemos dejado fuera dos cosas esenciales: ¡la diversión y la familia!

¡Bienvenidos a hacer ejercicio con Thea! Es un programa que ejercita todos los grupos principales, acelera el sistema cardiovascular, enseña coordinación, acondicionamiento y resistencia, en tanto agudiza la habilidad mental para mantenerse concentrado. ¡No sólo es divertido, fabuloso y fantástico para su chico, sino para que toda la familia lo haga junta! Los días están estructurados de manera que varían en duración para mantener a su ansioso pequeño comelón con deseos, ¡no por más comida, sino por una oportunidad para hacer ejercicio!

Cuando usted empiece con el programa de Thea, es importante que su objetivo sea la diversión. Sólo haga lo que pueda, no intente ser perfeccionista; ríase y experimente con la forma en que su cuerpo se desempeña y, por supuesto, aliente a su hijo para que haga lo mismo. Lo que no queremos es que los niños crezcan frustrados por lo que no pueden hacer. Sólo les dará hambre. Así que relájese y observe cómo la relación con sus hijos y la de ellos con usted y con su propio cuerpo, florece conforme ustedes adelgazan y se ponen en forma juntos mientras ¡hacen ejercicios con Thea!

Thea recomienda su programa infantil para edades entre seis y doce años. Para pequeños de dos a cuatro años, desarrolló clases con temas de canciones y bailes muy bien pensados, aunque sin tanta estructura, que buscan mantener a los niños en movimiento y divirtiéndose durante 30 minutos al tiempo que desarrollan destrezas de asociación. Al usar música popular que los niños conocen y con la que se pueden relacionar, Thea se convierte en la "flautista de Hamelin". Crea juegos que se acompañan con canciones específicas. Los niños juegan juegos típicos como las escondidillas, correr alrededor de las sillas y siempre con la misma canción. Tal vez empleen utilería, como pelotas para atraparlas, botarlas o sentarse en ellas, o hacer ejercicios en colchonetas para "nadar" en ellas o "saltar al agua desde ellas". Al usar siempre la misma canción para la misma actividad, los niños saben lo que van a hacer cuando la escuchan y lo que se espera de ellos.

Los programas de juegos Gymboree tienen más de cuatrocientos centros alrededor del mundo. Ofrecen toda una variedad de clases apropiadas para el desarrollo con énfasis en mejorar destrezas, concentración, ritmo y coordinación de ojos-manos para niños desde los seis meses hasta tres años. ¡Es una gran salida por la tarde!

¿Y qué pasa con sus niños de cinco y seis años? Enséñeles la rutina de ejercicios divertidos, pero despacio y ríase mucho de lo que usted y su hijo aún no pueden hacer. Todavía son un poco pequeños para tener la concentración y coordinación requeridos para algunas rutinas, pero con paciencia y sentido del humor, las dominarán. Sus logros los harán sentir orgullosos y realizados. Esta es la edad perfecta para iniciarlos en Dance Alive! (vea el capítulo 14) para empezar a moverse y entender su cuerpo y su conexión con él.

# Algunas palabras de Thea

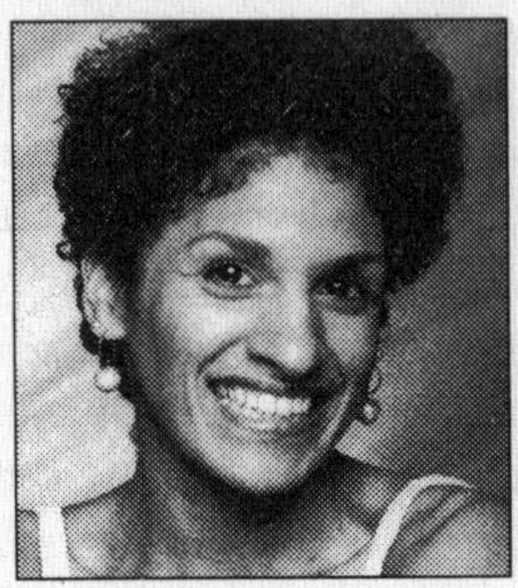

**Thea White Riches**

Cuando visité la primaria de mi hija y observé al profesor de educación física ejecutar los mismos ejercicios una y otra vez, me di cuenta de lo atrasados que estábamos en motivar a los niños en la formación física.

Cuántos saltos, vueltas alrededor de la pista o inclinaciones para tocar los dedos de los pies se necesitan para darse cuenta de que ¡es aburrido! Pero, ¿no lo hicimos nosotros de jóvenes? Quizá debemos alterar o complementar este planteamiento estratégico con uno de mayor motivación. La lectura de artículos que afirman que la obesidad en los niños está empeorando, no mejorando, y ver cómo aumenta el tiempo que los niños pasan frente a la computadora, no sólo en casa sino también en la escuela, me lleva a la conclusión de que no se satisface la nutrición y acondicionamiento de nuestros niños. Hay actividades relacionadas con deportes para niños que genéticamente son atletas o incluso son activos, pero hay muchos niños promedio cuya configuración genética viene de padres de familia que batallan con los mismos problemas que ellos tienen.

Al pertenecer a un mundo de baile y ejercicio, he visto los esfuerzos por ilustrar a los adultos en las innovaciones más recientes en ejercicios de centros de acondicionamiento físico y gimnasios alrededor del mundo. Siempre me pregunté por qué esta información no se llevaba a los niños a través de programas escolares de educación física.

Para los niños, la educación sobre la nutrición llegó a través de los aciertos y errores de los adultos. ¿Cómo podemos esperar que los niños sientan la misma motivación respecto a buena salud? Los preescolares tienen una oportunidad con canciones y narraciones a través de personajes animados o criaturas prehistóricas. ¿Qué pasa de los seis años a la pubertad?

Al pasar mucho tiempo estudiando en talleres, seminarios, y al convertirme en una acreditada instructora de salud junto con todos los instructores número uno del mundo, conocí el éxito de lograr un cambio en el régimen de salud de nuestros niños. Es la creatividad, motivación y pasión de un instructor, en especial de un instructor motivacional que sabe cómo conducir una clase para el grupo de edad apropiada, y que puede motivar a ese grupo de manera que ¡ellos quieran hacerlo una y otra vez! A veces la respuesta no sólo es el número de letras que se tienen después del nombre, o el artículo más reciente de equipo o la última novedad en el mercado. La respuesta son los pocos elegidos que dan un paso adelante, que han sido llamados para entregar los productos, porque para eso fueron diseñados.

Cuando diseñé mi programa para el club de niños en el Pacific Athletic Club, ya lo tenía visualizado mentalmente. Veía todo un espectro del panorama más amplio del acondicionamiento físico en la actualidad, utilizando lo que se comprobó como lo benéfico para mejorar la flexibilidad, el vigor, la resistencia cardiovascular, la fuerza y el tono muscular, la concentración, la agudeza mental y todo en forma divertida. Incluí yoga, *kickboxing*, paso de rutina y caderas y pies en una estructura global.

Vi que los niños esperaban recibir estimulación con cada pieza de equipo del gimnasio. Me vieron con asombro cuando tomé los guantes de box y los protectores para *kickbox*. En el calentamiento utilicé movimientos de coreografía, que primero debían aprender y luego intentar con la música. Se emanciparon, en especial los varones. Al alcanzar el objetivo de 45 minutos con ellos, cambiando de un elemento a otro, no tenían idea de que estaban haciendo ejercicio. No querían detenerse y decían: "¿Cuándo vamos a volver a hacer esto Thea?"

La única verdadera prueba de éxito en un programa de acondicionamiento físico es la del tiempo. Ha sido un ritual diario trabajar con dos escuelas en Pacific Palisades y en el Kid's Club del Pacífico. Sé que tengo algo que funciona y que llegó para quedarse. El hecho de que los niños ansíen tener clases de educación física en la escuela o asistir a un programa del Kid's Club, vale todo el tiempo y la energía que invertí al diseñar algo divertido y motivador. Agradezco a nuestro padre en los cielos por todos los dones que nos ha dado y por permitirme reconocer lo que me dio. Dios bendiga a los niños y que los haga moverse con mayor libertad.

Cuando Judy Mazel me visitó y me preguntó si contribuiría con información sobre un programa de acondicionamiento físico infantil para un libro en el que estaba participando, no tenía idea del baúl lleno de tesoros que estaba a punto de abrir. He esperado mucho compartir la gran cantidad de ideas y conocimiento al público con relación a los niños y el acondicionamiento físico. ¿Cómo iba a integrar la experiencia y coreografía en un texto? Bueno, para empezar las dos estuvimos de acuerdo con que la motivación era el factor clave para conservar la atención y el interés de un niño, así que adoptamos el sistema por parejas. Con este ejercicio no sólo se beneficiará el niño sino ¡también un amigo o un padre de familia! Teniendo ya un escenario divertido, pensé en cómo hacer que el calentamiento fuera una rutina divertida en donde se aprende mientras se preparan los grupos principales de músculos para el ejercicio. Extensiones y estiramientos rítmicos para el cuerpo superior, incorporados con flexiones hacia delante y cuclillas para el cuerpo inferior, aumentarían el flujo sanguíneo en los músculos y prepararían al corazón para el acondicionamiento cardiovascular. Después de la formulación de movimientos con sencillos pasos laterales con giros, continúa el proceso de acondicionamiento físico hacia un ejercicio aeróbico. Para mantener el acondicionamiento aeróbico hice la coreografía de movimientos sencillos y divertidos en el piso que a los niños les encantan. Mientras disfrutan de estos ejercicios interminables, los niños también aprenden coordinación y movimiento sincopado. Después, quería incluir movimientos de fuerza para acondicionamiento y resistencia muscular. El *kickboxing* es muy popular y satisface el acondicionamiento muscular en el cuerpo superior e inferior. Desarrollé una serie de combinaciones derivadas de las clases de *cardiokickboxing*, que funcionaron de maravilla.

Al redondear el programa para aumentar la flexibilidad, intensificar la concentración mental y calmar a este niño que ya está bien motivado y estimulado, las posiciones de yoga parecían las más benéficas. Ahora ya estaba lista para llevar este nuevo programa a las escuelas públicas de mi comunidad y comprobar los resultados: fueron buenos y las pruebas resultaron positivas. Ahora, aquí está para usted y su niño. Me gustaría saber de su éxito.

## Acondicionamiento físico divertido en 28 días

| | | | | | | | |
|---|---|---|---|---|---|---|---|
| **SEMANA I**<br>**Aeróbicos caderas y pies** | **Día 1**<br>Estiramiento de brazos; estiramiento lateral; alrededor del mundo; estiramiento de pecho y espalda; rotación de hombros. | **Día 2**<br>Alcanzando las estrellas; paso de *tap*; en marcha; de lado a lado. | **Día 3**<br>Repita los días 1 y 2. | **Día 4**<br>Caderas y pies; deslizamientos; deslizamientos con fuerza; salto de afuera hacia adentro; vid; carreritas. | **Día 5**<br>Repita el día 1, además de patadas con pierna estirada; saltos en una rodilla; secuencia de conejito. | **Día 6**<br>Repita los días 4 y 5. | **Día 7**<br>Repita los días 1, 2, 4 y 5. |
| **SEMANA II**<br>***Kickboxing*** | **Día 8**<br>Golpes 1, 2; golpe sincronizado, golpe y sentadilla; golpes 1, 2, 3, 4. | **Día 9**<br>Golpes 1, 2 con rodilla; golpe sincronizado con rodilla; golpes 1, 2, 3, 4 y 2 sentadillas. | **Día 10**<br>Repita los días 8 y 9. | **Día 11**<br>Repita el día 8; agregue golpe, patada y sentadilla. | **Día 12**<br>Repita el día 9; agregue golpe, golpe, patada y sentadilla. | **Día 13**<br>Repita el día 12; agregue golpe, golpe, patada, sentadilla, patada. | **Día 14**<br>Repita los días 11 y 12; agregue golpe, golpe, patada, sentadilla, patada, golpe, golpe. |
| **SEMANA III**<br>**Yoga** | **Día 15**<br>Saludo al sol. | **Día 16**<br>Media luna. | **Día 17**<br>Repita los días 15 y 16. | **Día 18**<br>Inclinación hacia adelante. | **Día 19**<br>Haga dos repeticiones del día 18; agregue árbol. | **Día 20**<br>Estiramiento lateral en posición sentada. | **Día 21**<br>Repita los días 15, 16, 17, 18, 19 y 20. |
| **SEMANA IV**<br>**Todo junto** | **Día 22**<br>Repita los días 1, 2, 4 y 5. | **Día 23**<br>Repita los días 11, 12 y 13. | **Día 24**<br>Repita los días 15, 16, 18, 19, 20. | **Día 25**<br>Repita los días 22 y 23. | **Día 26**<br>Repita los días 22 y 24. | **Día 27**<br>Repita los días 23 y 24. | **Día 28**<br>Repita los días 22, 23 y 24. |

# Rutina de ejercicios divertidos

## Semana I: aeróbicos, caderas y pies

### DÍA 1

#### Estiramiento de brazos

Estire el brazo derecho hacia arriba y luego hacia abajo. Estire el brazo izquierdo hacia arriba y luego hacia abajo. Estire ambos brazos hacia arriba y abajo. Con los brazos a los costados, baje la cabeza y doble el cuerpo desde la cintura, hasta tocar el piso. Enderécese en línea recta, con los brazos extendidos a los lados. Mueva la caja torácica de izquierda a derecha, y de derecha a izquierda. Repita cuatro veces desde el principio.

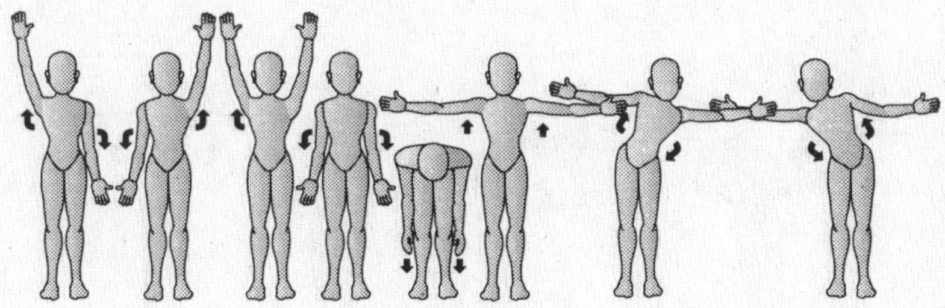

## Estiramiento lateral

Con la mano izquierda en la cadera, estire el brazo derecho sobre la cabeza. Estire hacia la izquierda impulsándose cuatro veces: 1 y 2 y 3 y 4. Párese en posición recta y con la mano derecha en la cadera, levante su brazo izquierdo sobre la cabeza. Estire hacia la derecha impulsándose cuatro veces: 1 y 2 y 3 y 4. Repita cuatro veces.

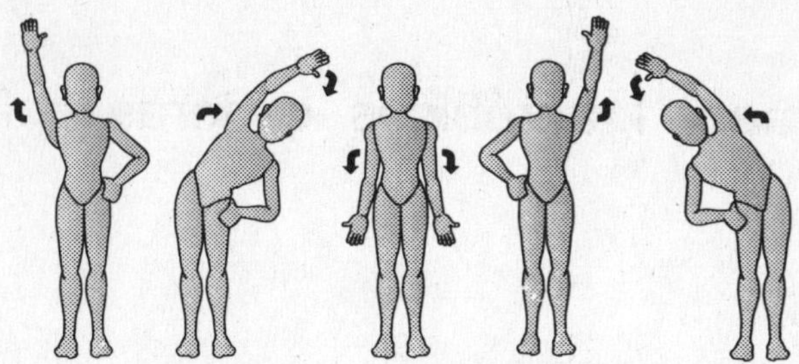

## Alrededor del mundo

Con la mano izquierda en la cadera, estire el brazo derecho sobre la cabeza. Estire hacia la izquierda, baje la cabeza, doble ligeramente las rodillas y gire haciendo un semicírculo con el tronco. Coloque las manos en las rodillas. Párese en posición recta. Regrese su brazo al costado. Estire los brazos hacia fuera. Repita cuatro veces. Cambie de brazo: mano derecha en la cadera estirándose a la izquierda. Repita cuatro veces.

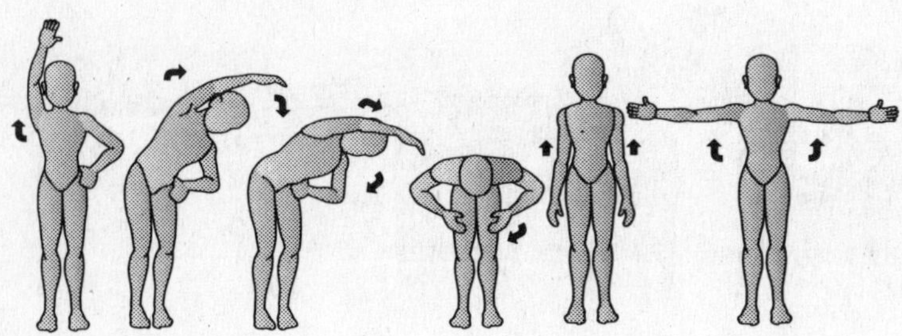

## Estiramiento de pecho y espalda

Párese con sus brazos estirados a los lados. Con rapidez haga tijeras al frente con los brazos, el derecho sobre el izquierdo, el izquierdo sobre el derecho, alternando dieciséis veces. Coloque los brazos a los costados. Repita cuatro veces.

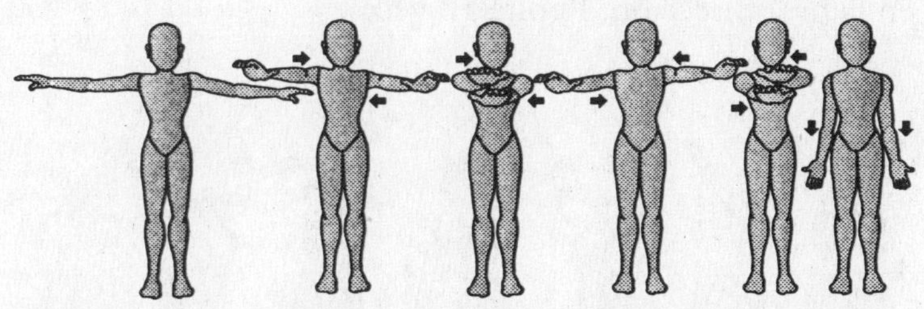

## Rotación de hombros

Extienda los brazos. Entrelace los dedos. Baje la cabeza a la altura de las rodillas con las manos entrelazadas, e intente llegar al suelo. Levántese a la posición recta con las manos entrelazadas sobre la cabeza. Separe las manos y estire los brazos a los lados.

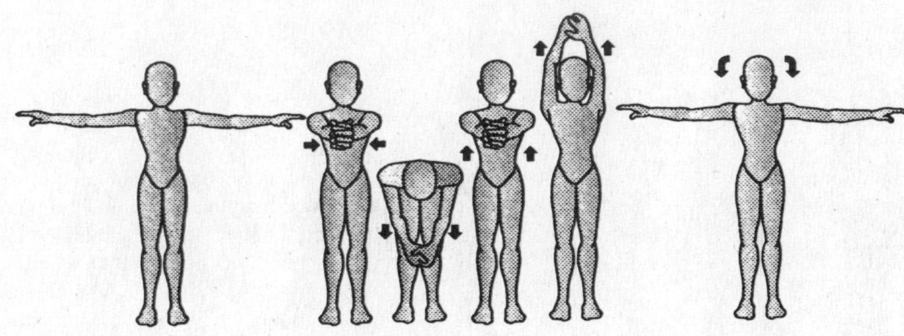

## DÍA 2

### Alcanzando las estrellas

Empiece con los brazos a los costados, los pies separados a la altura de los hombros. Cruce el brazo derecho en alto al otro lado de su cuerpo hacia el cielo, pasando el peso a la izquierda, después repita en la otra dirección. Repita 16 veces.

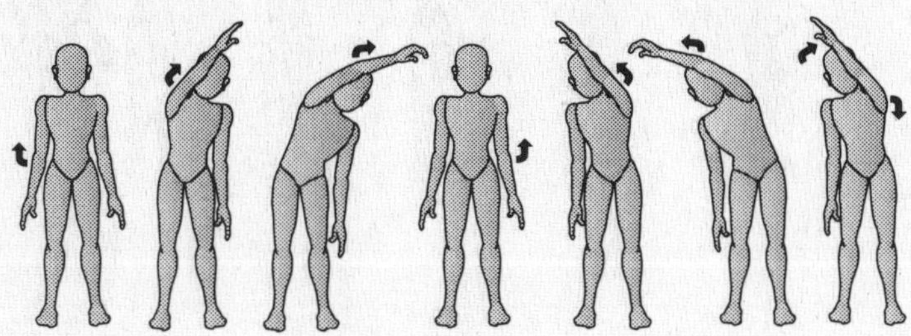

### Paso de *tap*

Deje caer los brazos a los costados. Dé un paso a la derecha. Junte el pie izquierdo con el derecho. Dé un paso a la izquierda. Junte el pie derecho con el izquierdo. Repita 16 veces de un lado al otro.

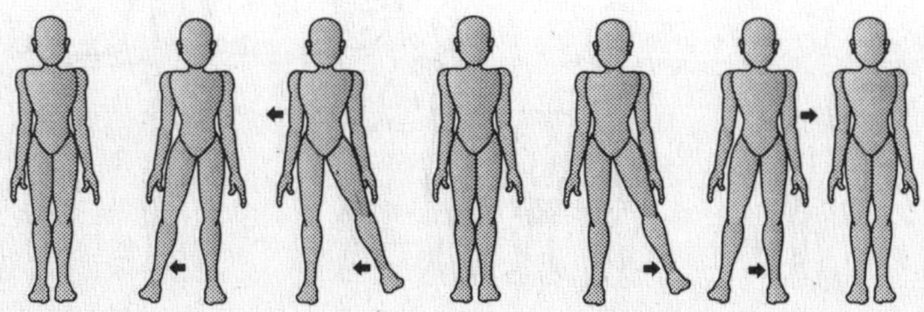

## En marcha

Marche en el mismo lugar 40 pasos con los brazos oscilando a los costados. Siga marchando y suba los brazos arriba de la cabeza, después extendidos a los lados (al nivel de los hombros), bájelos a los costados y después ponga las manos en las caderas. Siga marchando, manos arriba, afuera, abajo y a las caderas, 40 veces.

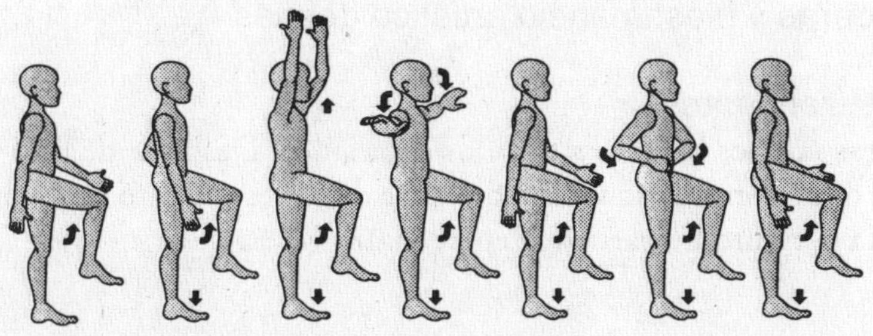

## De lado a lado

Empiece con sus brazos rectos a los lados. Mueva la pierna izquierda hacia un lado mientras levanta los brazos en posición recta a los lados. Cruce la pierna derecha frente a la izquierda, al tiempo que forma un círculo con los brazos frente al pecho, una las manos en puño. Desenrede su cuerpo girando a la izquierda. Salte y quede de frente.

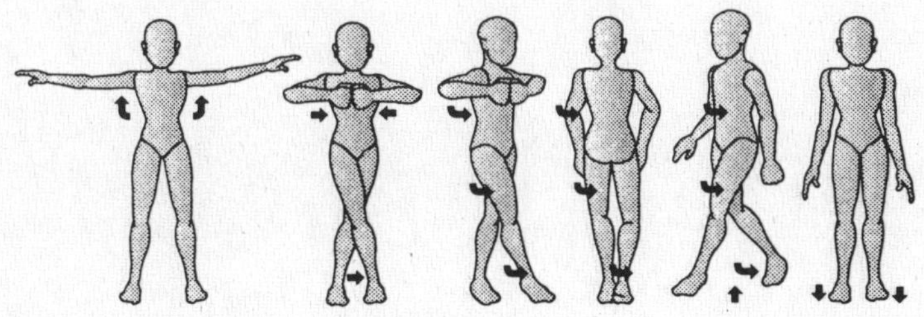

## DÍA 3

Combine los días 1 y 2, pero reduzca las repeticiones a la mitad.

## DÍA 4

### Caderas y pies: manejo artístico de pies

#### Deslizamientos

Párese con los brazos extendidos a los lados. Deslícese de lado en una dirección, cuatro veces y deslícese de regreso, cuatro veces más, hasta el punto de partida. Repita cuatro veces.

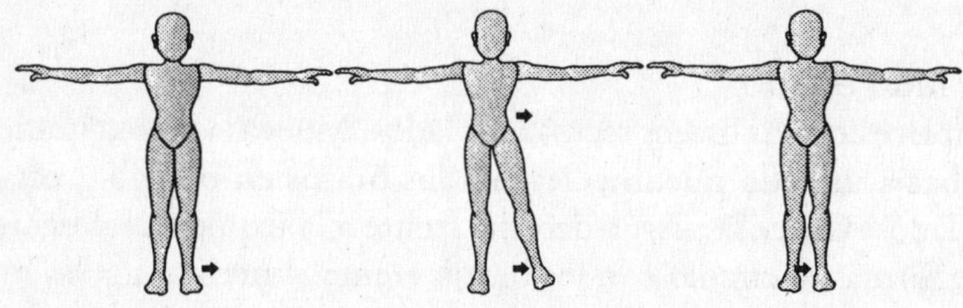

## Deslizamientos con fuerza

Empiece con los brazos estirados a los lados. Deslícese dos veces a la derecha. Cruce los brazos sobre el pecho. Salte en el aire y gire en un círculo, deténgase viendo hacia el frente con los brazos estirados a los lados. Repita dos veces más en la misma dirección. Deténgase y deslícese de regreso cuatro veces al punto de partida.

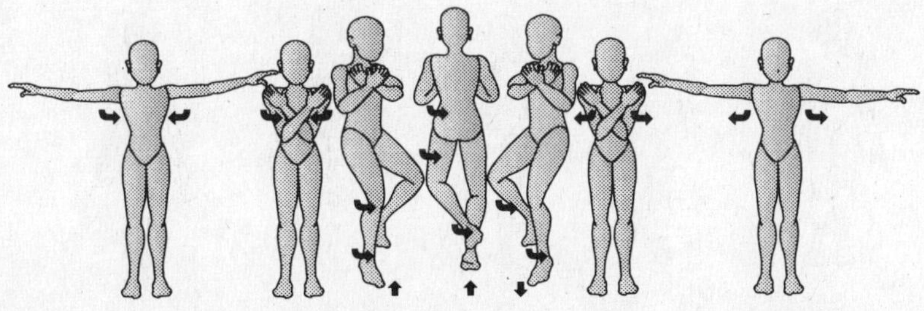

## Salto de afuera hacia adentro

Empiece con los brazos a los costados. Dé un paso de lado a la derecha mientras levanta sus brazos rectos a los lados. Salte con el pie izquierdo, luego con el derecho. Repita cuatro veces. Cambie dirección y piernas, y repita cuatro veces.

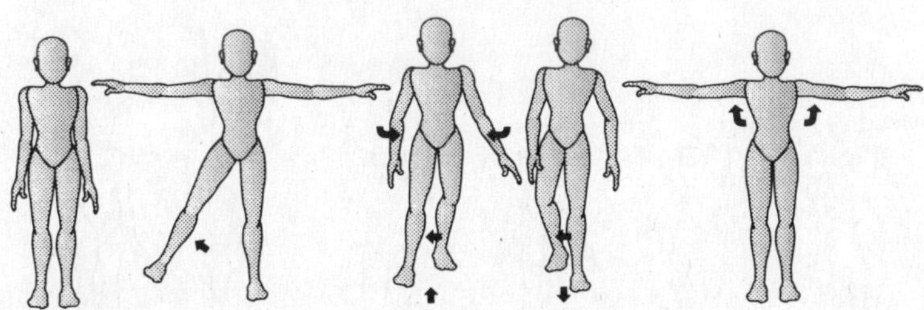

## Vid

Mantenga sus brazos rectos a los costados. Cruce la pierna derecha frente a la izquierda. Con la pierna izquierda, dé un paso hacia fuera de lado. Cruce la pierna derecha detrás de la pierna izquierda. Con la pierna izquierda, dé un paso hacia fuera de lado. Repita ocho veces y cambie de pierna.

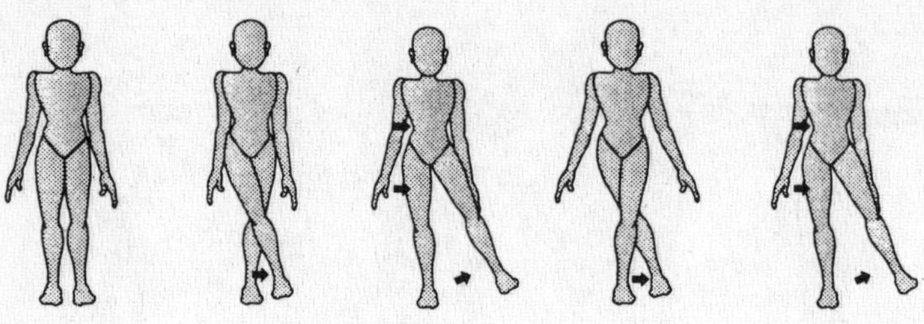

## Carreritas

Corra hacia delante cuatro pasos. Deténgase con los dos pies juntos. Doble las rodillas. Estírese hacia arriba y brinque. Al caer, corra cuatro pasos más. Repita el salto, gire y regrese en la otra dirección. Repita cuatro veces.

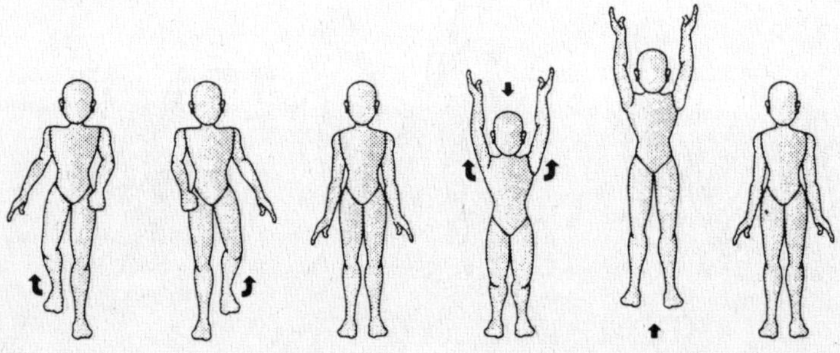

# DÍA 5

Repita el día 1, pero reduzca las repeticiones a la mitad y agregue lo siguiente:

### Patadas con pierna estirada

Empiece con los brazos estirados a los lados. Camine y patee con las piernas estiradas, lo más alto posible, y avance cuatro pasos. Dé la vuelta y repita, regresando al punto de partida.

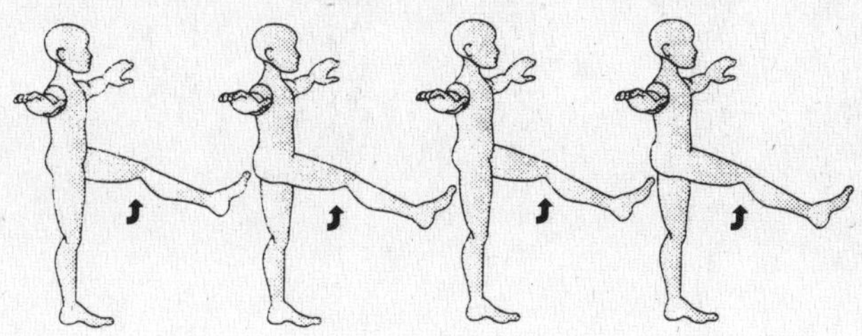

### Saltos con una rodilla

Avance un paso con la pierna derecha. Salte con la rodilla izquierda y estire el brazo derecho arriba de la cabeza. Repita con el otro lado.

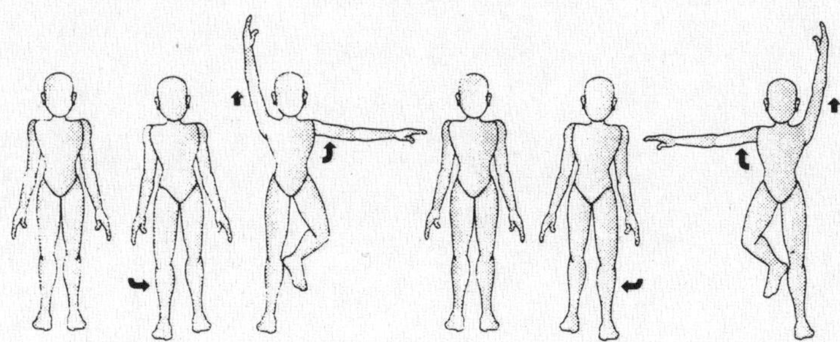

### Secuencia de conejito

Empiece con los pies juntos. Doble las rodillas y oscile los brazos hacia atrás. Estírese y brinque. Caiga con las rodillas dobladas, el torso hacia delante y los brazos estirados hacia atrás. Repita cuatro veces.

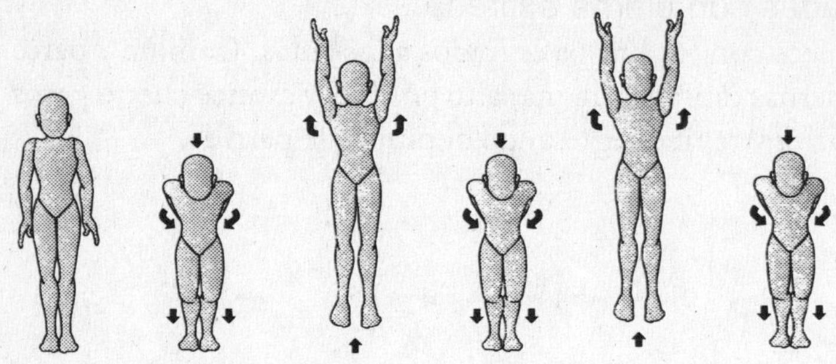

## DÍA 6

Repita los días 4 y 5.

## DÍA 7

Repita los días 1, 2, 4 y 5, reduciendo las repeticiones a la mitad.

# DÍA 8

## Golpes 1, 2

Párese con las piernas separadas y los brazos doblados. Apriete los puños debajo de la barbilla como si fuera a golpear a alguien. Extienda su brazo derecho cruzándolo frente a su pecho en un golpe. Regréselo al centro. Haga pausa, después repita con su brazo izquierdo. Repita 25 veces en un solo tiempo contando 1 y 2 y 1 y 2 y…

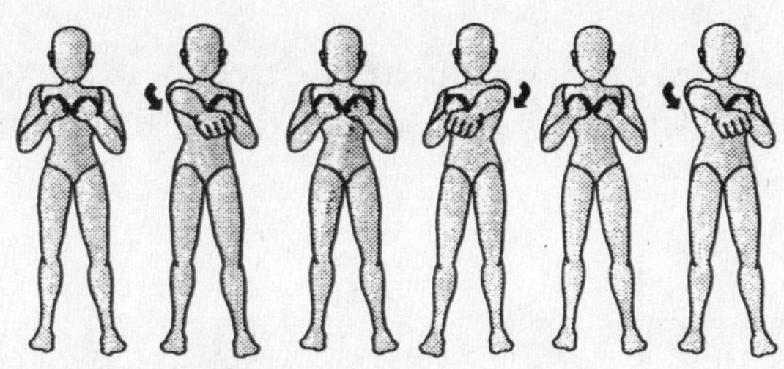

## Golpe sincronizado

Párese en la misma posición anterior, pero cambie el ritmo. Suelte el golpe derecho, luego el izquierdo, sin pausa entre uno y otro. Haga la pausa después de los dos golpes. Repita 25 veces.

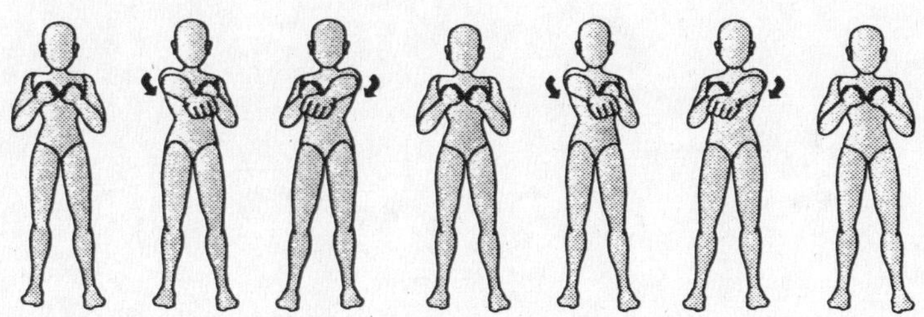

## Golpe y sentadilla

Suelte el golpe izquierdo, el derecho, cuclilla, párese, haga pausa. Repita cinco veces.

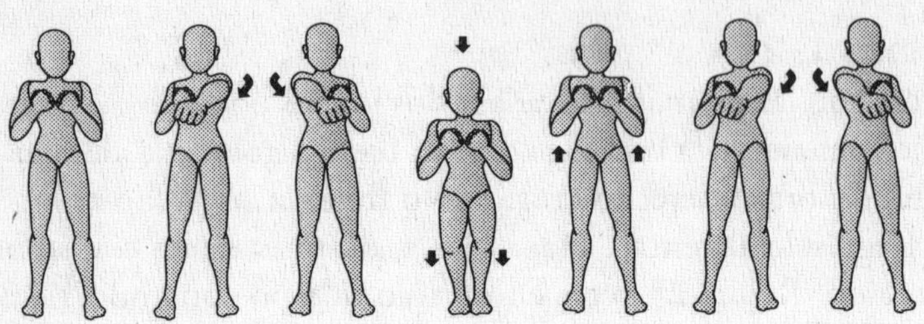

## Golpes 1, 2, 3, 4

Repetición de cuatro golpes: izquierdo, derecho, izquierdo, derecho. Pausa. Repita 10 veces y termine con dos series de cuatro golpes y sentadillas.

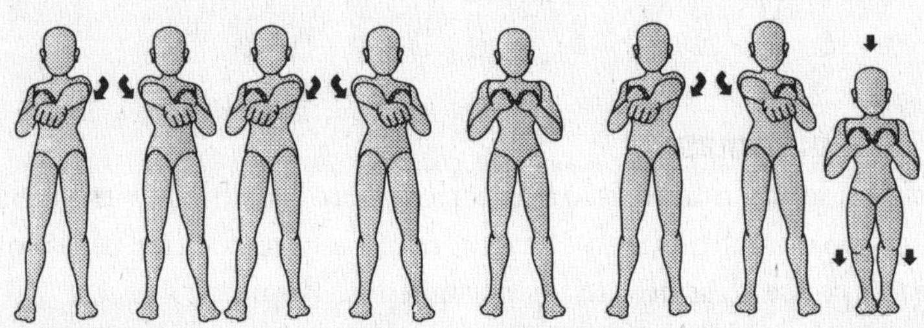

# DÍA 9

## Golpes 1, 2 con rodilla

Empezando con la mano derecha, suelte el golpe, pausa, suelte el golpe con la mano izquierda, pausa, levante la rodilla derecha al pecho. Repita con el otro lado. Repita la serie ocho veces.

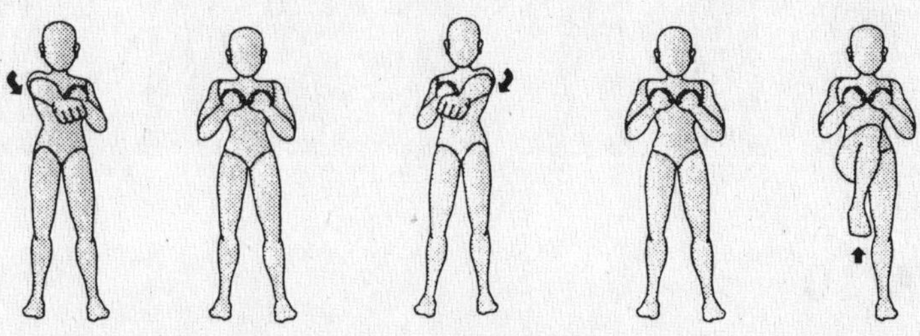

## Golpe sincronizado con rodilla

Golpe 1, 2 empezando con derecha y luego con la izquierda (sin pausa entre uno y otro). Después levante la rodilla derecha. Repita el mismo lado ocho veces, después repita el otro lado ocho veces.

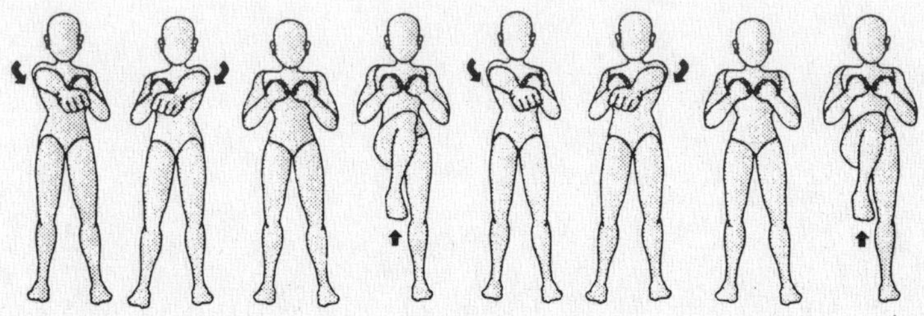

### Golpes sincronizados 1, 2, 3, 4 y dos sentadillas

Golpe derecho, izquierdo, derecho, izquierdo (sin pausa), después dos cuclillas. Repita ocho veces.

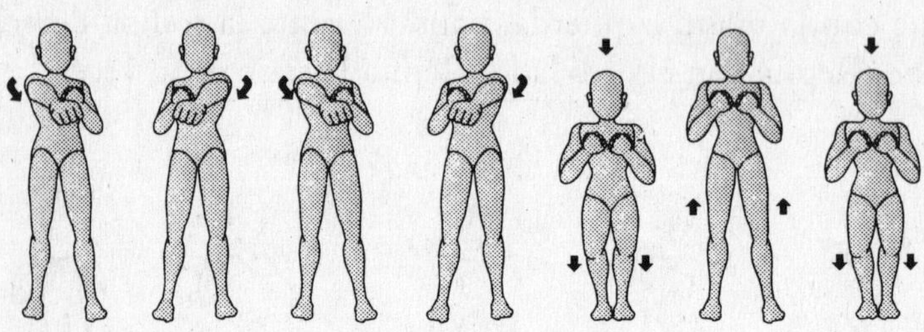

## DÍA 10

Repita los días 8 y 9. Si es necesario, reduzca las repeticiones a la mitad.

## DÍA 11

Repita el día 8. Agregue:

### Golpe, patada y sentadilla

Párese con los puños frente al pecho. Dé un puñetazo con la mano derecha. Doble la rodilla derecha hasta el pecho y luego estire la pierna recta. Baje la pierna y acuclíllese, pateando de inmediato mientras regresa a la posición de recta. Repita ocho veces cada pierna, una pierna a la vez.

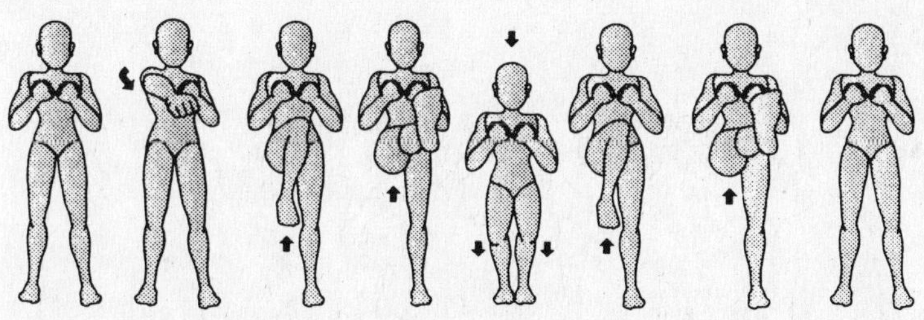

## DÍA 12

Repita el día 9. Agregue:

### Golpe, golpe, patada y sentadilla

Golpe derecho, golpe izquierdo, patada derecha, cuclilla. Repita el mismo lado ocho veces, después repita ocho veces con la otra pierna.

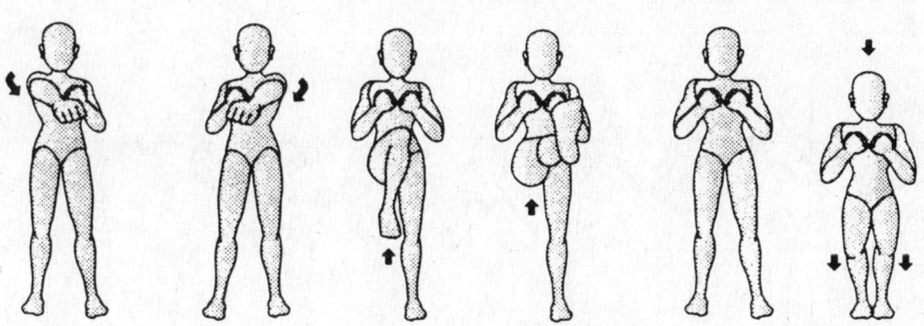

## DÍA 13

Repita el día 12. Agregue:

### Golpe, golpe, patada, sentadilla, patada

Golpe derecho, golpe izquierdo, patada derecha, cuclilla, patada izquierda. Repita ocho veces. Repita ocho veces con la otra pierna.

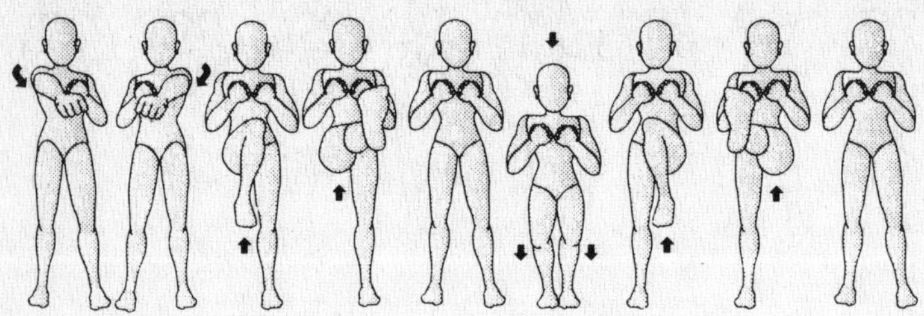

## DÍA 14

Repita los días 11 y 12. Agregue:

### Golpe, golpe, patada, sentadilla, patada, golpe, golpe

Golpe derecho, golpe izquierdo, patada derecha, cuclilla, patada izquierda, golpe izquierdo, golpe derecho. Repita ocho veces.

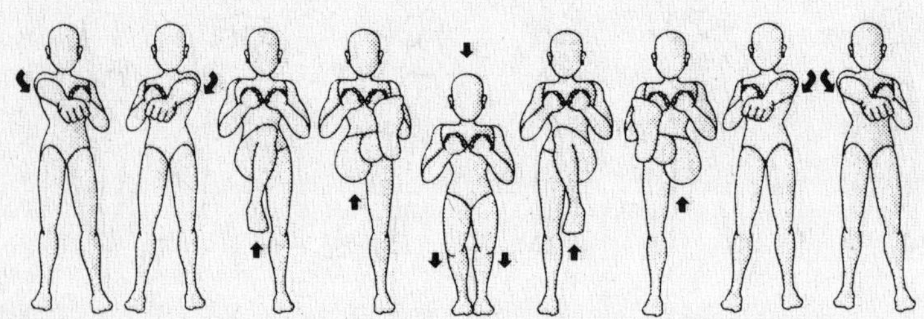

# Semana III: Yoga

## DÍA 15

### Saludo al sol

Empiece con los pies juntos y los brazos a los costados. Levante los brazos sobre la cabeza, con las palmas hacia enfrente. Encorve el cuerpo superior hacia abajo, incline la cabeza hacia abajo. Incline la cabeza hacia adelante, incline el cuerpo superior hacia delante, baje los brazos a tocar el piso mientras dobla la cabeza. Haga una sentadilla, las manos a lado de los pies en el piso. Estire la pierna derecha recta hacia atrás. Levante las manos arriba de la cabeza, mantenga el equilibrio sobre el pie izquierdo. Las manos vuelven al piso. Regrese la pierna derecha para que el pie derecho se coloque al lado del izquierdo en cuclilla. Doble la cabeza, levante las caderas con la cabeza a la altura de las rodillas. Enderécese con los brazos rectos al frente, después arriba de la cabeza. Repita llevando atrás la pierna izquierda. Haga cuatro repeticiones con cada pierna.

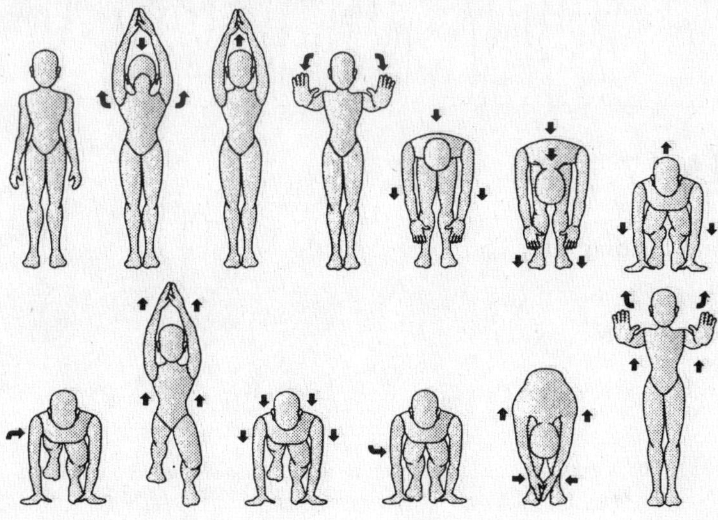

## DÍA 16

### Media luna

Estire los brazos sobre la cabeza, enlazando las manos. Intente apretar las orejas contra sus brazos. Doble a la derecha desde la cintura. Mantenga la posición en tanto cuenta hasta cuatro. Enderécese con los brazos arriba de la cabeza. Doble hacia la izquierda durante la cuenta de cuatro. Enderécese con los brazos arriba de la cabeza. Manteniendo los brazos arriba deje caer hacia atrás la cabeza. Estire los brazos hacia atrás sobre su cabeza, doblando su cuerpo suavemente hacia atrás desde la cintura. Regrese los brazos arriba de su cabeza, después bájelos enfrente del cuerpo e intente tocar el suelo. Regrese a la posición recta con los brazos a los costados. Repita cuatro veces. Mantenga cada posición durante una cuenta lenta de cuatro.

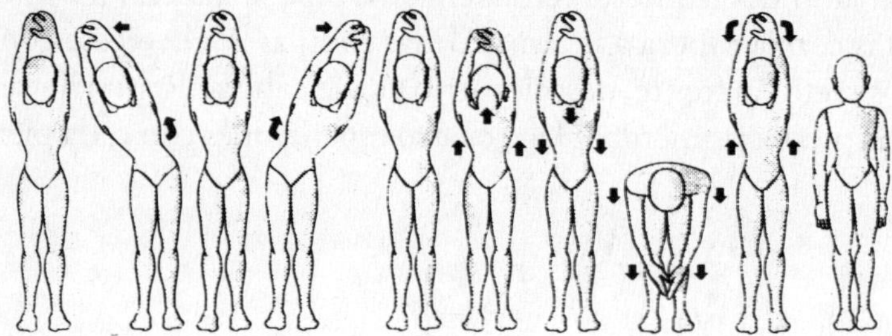

## DÍA 17

Repita los días 15 y 16.

# DÍA 18

## Inclinación hacia delante

Párese con los pies separados en línea con los hombros y los brazos a los costados. Lleve los brazos hacia atrás entrelazando las manos y abriendo el pecho. Jale hacia abajo los brazos. Lleve la mirada hacia arriba. El cuello y la cabeza se estiran hacia atrás y van hacia delante desde la cintura lo más lejos posible, llevando los brazos detrás de usted y la mirada dirigida directamente hacia delante. Mantenga la posición durante una cuenta de ocho. Levántese desde la cintura, con los brazos a los costados. Párese en posición recta. Cuente hasta once y repita seis veces.

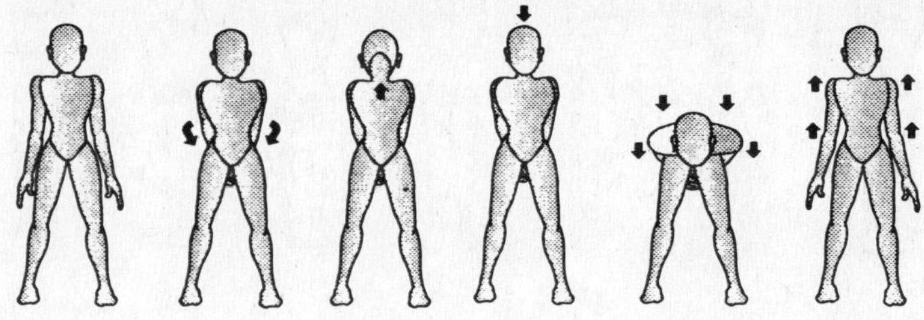

# DÍA 19

Haga dos repeticiones del día 18. Agregue:

## Árbol

Párese con los brazos arriba de la cabeza y entrelace los manos. Mantenga el equilibrio sobre la pierna izquierda. Deslice la pierna derecha hacia arriba. Descanse la planta del pie derecho a un lado de la rodilla de la pierna izquierda y manténgase así hasta la cuenta de cuatro. Repita con el otro lado. Haga pausa y cuente hasta once. Repita tres veces.

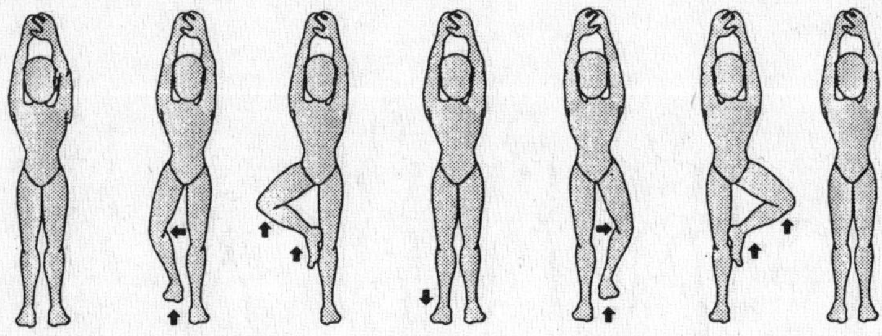

# DÍA 20

## Estiramiento lateral en posición sentada

Siéntese en el suelo con las piernas separadas lo más lejos que pueda. Levante los brazos arriba de la cabeza. Entrelace las manos sobre la cabeza. Dóblese desde la cintura hacia la izquierda, intentando tocar la rodilla con la frente, y mantenga esta posición hasta la cuenta de cuatro. Levántese a la posición recta. Haga caminar las manos hacia delante en el piso con la cabeza agachada lo más que pueda. Cuente hasta cuatro. Regrese a la posición recta. Repita el estiramiento lateral a la derecha hasta una cuenta de cuatro. Haga pausa en una posición reclinada y cuente hasta once. Después siéntese y toque los dedos de los pies. Repita cuatro veces.

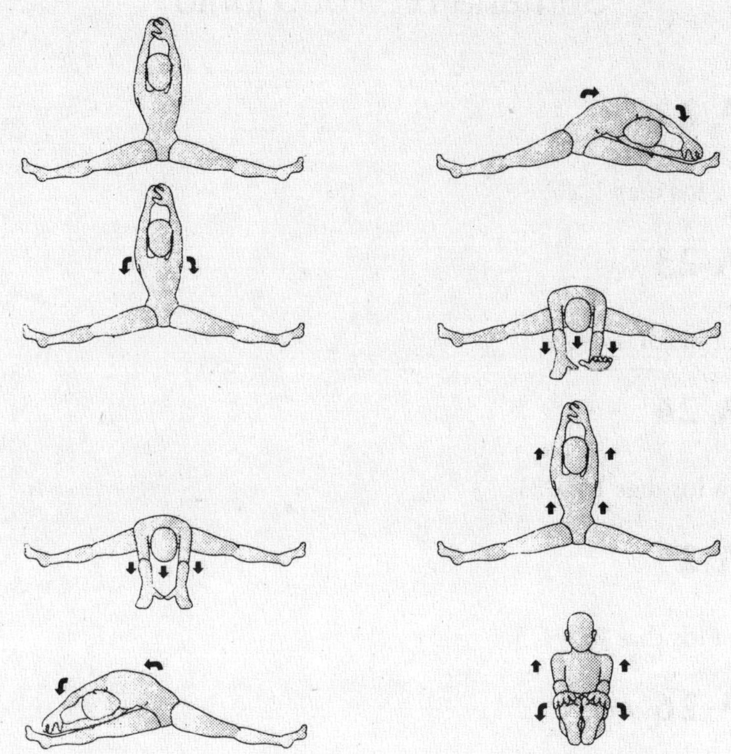

## DÍA 21

Repita los días 15, 16, 17, 18 y 19.

## Semana IV: Todo junto

### DÍA 22

Repita los días 1 a 7.

### DÍA 23

Repita los días 8 a 19.

### DÍA 24

Repita los días 15 a 21.

### DÍA 25

Repita los días 22 y 23.

### DÍA 26

Repita los días 22 y 24.

### DÍA 27

Repita los días 23 y 24.

### DÍA 28

Repita los días 22, 23 y 24.

# Catorce

## Dance Alive$^{TM}$!

Dance Alive! llegó a mi vida cuando pensaba que había hecho todo lo posible por transformar la manera en que me presentaba ante el mundo. Si todavía tenía una armadura en el cuerpo, después de pasar los últimos veinte años experimentando la gran cantidad de terapias corporales disponibles, incluyendo Reichian Therapy, Rolfing, Bioenergetics y Trigger-Point Massage, entre otras, la amable, inteligente y creativa Mariane Karou y su maravilloso programa completaron el proceso. Ahora no sólo siento que la división entre mi mente y mi cuerpo ha sanado, ¡sino que también tengo el tiempo de mi vida! Cuento los minutos para que lleguen las nueve y media de la mañana del viernes cuando puedo ir a Dance Alive! de Mariane Karou. Eso es exactamente lo que hay para usted, su hijo y toda su familia. Todo está aquí en pasos perfectos, fáciles y divertidos de realizar. Los niños de todas las edades los pueden hacer, siempre y cuando sepan caminar, desde luego.

Como todo aquello que desafía las ideas preconcebidas, Dance Alive! puede parecer difícil, pero no es así. De hecho, no es confuso. Mientras lea los ejercicios y las explicaciones de Mariane, se dará cuenta de que Dance Alive! es sencillo, divertido y atractivo. No debe tener expectativas idealistas; vaya con cuidado. No tiene que hacer todos los ejercicios la primera vez y no espere la perfección. Confíe en usted al probar nuevas estrategias. Cometa todos los errores que sean necesarios. Podrá corregirlos mientras avanza; después de todo, así es como aprendemos.

Dance Alive! es una forma sencilla y divertida de relacionarse con su hijo y de que su hijo empiece a relacionarse con su cuerpo y con otros niños. No se preocupe por hacer los ejercicios exactamente como se describen, no cometerá errores. En realidad, no hay una forma correcta o incorrecta de hacerlos; utilícelos como un trampolín para saltar hacia ser delgado y estar en forma. Motive a sus hijos para que confíen en sí mismos, se dejen llevar y descubran nuevos niveles de expresión; usted haga lo mismo. De modo que sólo relájese, encienda la música y ¡diviértase! Conozca a sus hijos en una nueva faceta. Mejor aún, ¡haga que el resto de la familia participe en el juego de belleza de la nueva era!

Ahora, los dejo con Mariane.

## Los niños Dance Alive™! de Mariane Karou

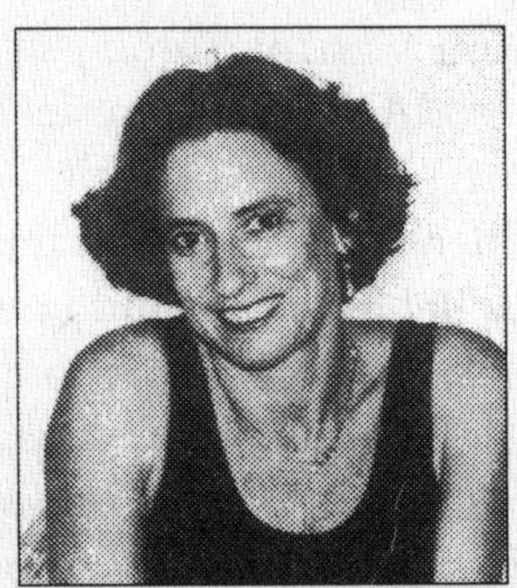

**Mariane Karou**

Toda la gente tiene energía. Mientras somos jóvenes desarrollamos pautas que son difíciles de cambiar cuando crecemos. El cuerpo es más adaptable y flexible, y las estructuras que creamos cuando somos niños se imprimen en nuestro sistema nervioso y en el cerebro, de modo que nos acompañan durante toda nuestra vida como adultos. Por tanto, la forma en que nos capacitamos es muy importante.

El método Dance Alive! capacita el cuerpo, el cerebro y el sistema nervioso en pautas básicas que servirán a los niños durante toda su vida. El sistema Dance Alive! se basa en el equilibrio y la integración de los hemisferios izquierdo y derecho. El lado izquierdo del cerebro (el centro analítico, lógico, del razonamiento) y el lado derecho (el centro intuitivo, no lineal y creativo), cuando trabajan juntos, crean una mente y un cuerpo equilibrados y sanos. Este sistema, aunque se basa en el movimiento físico, está diseñado para acelerar la función del individuo como un todo. La creación de pautas en el sistema nervioso es invaluable, ya que son los programas básicos que regirán nuestra vida de adultos.

Los niños necesitan una forma de dirigir su energía que permita su creatividad, al mismo tiempo que desarrolla una disciplina interna. No saben qué hacer con la abundancia de energía que tienen y necesitan una dirección. A menudo los adultos se sienten muy presionados con su carga de energía y no saben cómo dirigirla sin dañar el espíritu de sus hijos. Los niños necesitan aprender a manejar y dirigir su energía a fin de poder vivir en el mundo de manera efectiva. Cuando comencé a capacitar a los estudiantes en el movimiento, vi personalidades y comportamientos extremos. Descubrí que el movimiento daba lugar a un equilibrio interno en los estudiantes.

El tímido e introvertido se volvía más firme, comunicativo y sociable. El niño hiperactivo y agresivo se volvía más tranquilo, relajado y sensible. El niño histérico e irracional se volvía más racional. El niño demasiado analítico se volvía más creativo. Esto me inspiró para continuar con mis investigaciones sobre el movimiento.

Seguí encontrando que el movimiento crea una persona centrada y equilibrada. Continué trabajando en el desarrollo del método Dance Alive! Este método es un extenso sistema que incluye el equilibrio y la integración de los hemisferios derecho e izquierdo del cerebro, el equilibrio entre la expresión y la contención, el equilibrio entre la espontaneidad y la estructura y el desarrollo de diversas habilidades. Los niños aprenderán a activar, manejar y dirigir su energía; desarrollar su fuerza y flexibilidad; aumentar su concentración y creatividad; mejorar su imagen corporal y la confianza en sí mismos; desarrollar habilidades para el trabajo en equipo; aprenderán a ser líderes: a ser claros, firmes, poder dirigir y concentrarse y aprenderán a seguir a otros: a ser receptivos, sensibles, adaptables y flexibles.

Se trata de un programa divertido, creativo y desafiante para todas las edades. La creatividad es natural y algo con lo que todos nacemos. El valor de fomentar la creatividad es que la gente creativa tiene muchas más opciones de elección en la vida. Por ejemplo, si tiene un problema y sólo tiene una manera de solucionarlo, estará muy limitado. Si adopta una estrategia creativa, ideará innumerables formas de resolver el problema. Además, ser creativo es divertido y desafiante, y nos mantiene muy alertas. Cuando trabajamos juntos en forma creativa, la vida es más divertida.

A través del movimiento es posible fomentar mucha creatividad en el individuo. El estilo de movimiento que utilizaremos para mejorar la creatividad es el movimiento fluido. El agua siempre se mueve en cualquier dirección. Cuando la persona aprende a moverse como el agua desarrolla la habilidad de ser adaptable, versátil, flexible y fluida como el pulpo en el agua.

Una estructura es un contenedor para el movimiento que tiene lugar en su interior. Por ejemplo, su cuerpo es una estructura. Todas las estructuras están formadas por partes que constituyen un todo. Todas las partes están separadas por una frontera o límite. Todas las estructuras tienen límites en su interior. Los límites separan un área de la otra, un movimiento del siguiente y una persona de otra. A través del movimiento es posible aprender a respetar nuestros límites y los de los demás. Puede iniciar un movimiento y detenerlo. Esto separa con claridad un movimiento del siguiente. Puede enfocarse en una parte del cuerpo y luego en otra. Puede tener el control de su cuerpo y aprender a sincronizarlo con una dirección externa o un ritmo. A menos que tome conciencia de la separación, nunca experimentará la unión. Todo esto lo beneficiará a usted y, desde luego, a su hijo.

La integración de la estructura y la fluidez son vitales para tener una relación sana con usted mismo y los demás. La estructura permite una definición clara y una identidad. La fluidez permite la confianza y la unión. La combinación de estos dos estilos de movimiento y pensamiento da como resultado a un individuo que confía en sí mismo y puede mantener relaciones satisfactorias.

Con los ejercicios le ayudaré a definir y demostrar el trabajo dentro de los límites. Es a través de la creación de límites que desarrollamos la estructura.

El método Dance Alive! también incluye una concentración mental y emocional. El cuerpo responde a los pensamientos que tiene. Esto le permite darse cuenta de los pensamientos que hacen que se sienta decaído o que le levantan el ánimo; los pensamientos que crean y estimulan el flujo de energía y que lo fortalecen; los pensamientos que reducen y bloquean su flujo de energía y lo debilitan. El enfoque mental está diseñado para concentrar la mente antes del ejercicio. Mientras hace el ejercicio, preste atención al sentimiento cinético.

El enfoque emocional le permite a usted y a sus hijos experimentar sus sentimientos e incluirlos como el centro del movimiento. Todos los sentimientos son sensaciones que se experimentan en el cuerpo. Si los sentimientos no se enfocan y direccionan, se quedan reprimidos en el cuerpo, congelados en los músculos y las células, y dan lugar a la rigidez, exceso de tensión y una armadura corporal. Si los sentimientos se liberan sin control sobrecargan el sistema, y crean así demasiada indulgencia, muy poca tensión y falta de cohesión. Las estructuras físicas y emocionales se conectan en el cuerpo. El hecho de dejar que los sentimientos fluyan en todos los ejercicios les da validez. No es necesario analizarlos ni entenderlos; es importante sentir y reconocer, y no perderse en su expresión. Esto mantiene el cuerpo y la mente en equilibrio. Por lo tanto, es esencial experimentar sus sentimientos, permitir su expresión, dirigirlos y controlarlos de manera que el cuerpo físico, emocional y mental funcionen como un equipo.

El método Dance Alive! está acompañado por diversos tipos de música. La música es una parte muy importante de cada ejercicio ya que tiene un efecto dramático en el cuerpo que lo inspira a moverse; en las emociones al evocar sentimientos, y en la mente al estimular los hemisferios derecho e izquierdo del cerebro. La música puede crear un efecto muy equilibrado o estimular un área particular del cuerpo y la mente. Cada ejercicio está diseñado para ir acompañado por un tipo específico de música. Sugiero distintos: cada uno con un propósito específico. Estas piezas facilitan el ejercicio. Estas sugerencias se pueden reemplazar con otros tipos de música apropiados y actualizarse.

El método Dance Alive! consiste en cinco tipos de movimientos básicos.

1. Suavemente – fluido, sutil.
2. Alcanzar las estrellas – estiramiento fluido.
3. Súper energía – isométrico fluido.
4. A movernos – activo fluido, repetitivo y aleatorio.
5. Dance Alive – integración

La persona que dirige el ejercicio debe leer el diálogo. Repetirlo lenta y melódicamente, alargándolo y repitiéndolo de modo que haga el ejercicio tres veces más o menos. Esto no significa que tenga que detenerse a los tres minutos. Puede y debe continuar mientras se siga divirtiendo.

## Suavemente

Este movimiento se experimenta al sintonizar una sensación sutil en el cuerpo y tomar conciencia de una sensación a otra, mientras se mueve con todo el cuerpo en un área en la que tiene conciencia. Puede parecer un movimiento fluido, suave, giratorio y ondulante. Se puede experimentar en cualquier parte del cuerpo.

El cuerpo está formado por, aproximadamente, 80 por ciento de agua. En este movimiento nos movemos a través de los sistemas líquidos del cuerpo. El agua siempre se mueve alrededor de los obstáculos y formas y se adapta a cualquier cosa que encuentre en su camino; lo mismo sucede con el movimiento fluido. Podemos movernos alrededor de la tensión y a través de los tejidos, músculos y huesos. En esta forma de movimiento no hay que empujar ni jalar. Es necesario permitir, recibir, incluir y fluir con el diseño natural dentro del organismo. Este ejercicio relaja en gran medida todo el cuerpo a través del movimiento fluido.

### Ejercicio 1: Suavemente, individual

**Enfoque mental:** Escucho los sentimientos en mi interior, mientras me muevo.

**Música sugerida:** *Shamanic Dream* de Anugama, *Songs from a Secret Garden* de Secret Garden.

**Posición:** De pie, con los pies bien apoyados en el suelo.

**Método:**
1. Mueva las rodillas con suavidad en cualquier dirección, como si fueran una ola en el mar.
2. Mueva la cadera con suavidad en cualquier dirección, permitiendo que las rodillas se muevan.
3. Mueva el tórax con suavidad en cualquier dirección, permitiendo que se muevan las rodillas y la cadera.
4. Mueva el pecho y los hombros con suavidad en cualquier dirección, permitiendo que se muevan también las rodillas, la cadera y el tórax.
5. Mueva el cuello y la cabeza con suavidad en cualquier dirección, permitiendo que se muevan las rodillas, la cadera, el tórax, el pecho y los hombros.

6. Mueva los brazos con suavidad en cualquier dirección, permitiendo que se muevan las rodillas, la cadera, el tórax, el pecho, los hombros, el cuello y la cabeza.
7. Experimente el sentimiento en el interior de su cuerpo mientras se mueve.

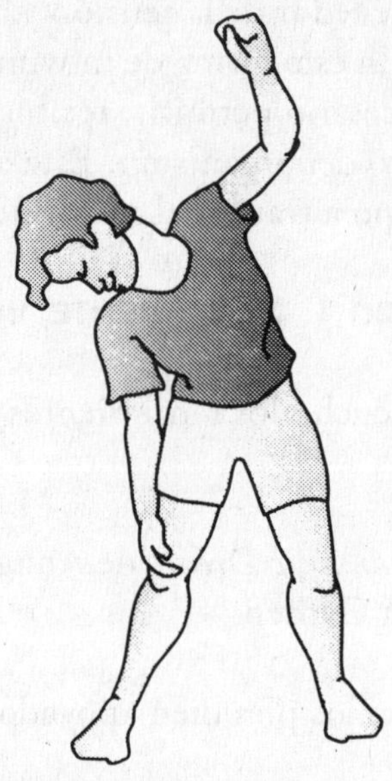

**Diálogo para decir durante el ejercicio:**
Párese con los pies totalmente apoyados en el piso, como si estuvieran pegados a él. Cierre los ojos y empiece a escuchar el interior de su cuerpo. Observe cómo su respiración se mueve hacia dentro y hacia fuera del cuerpo. Observe dónde se mueve dentro de su cuerpo. ¿Se mueve en el pecho o el estómago? Sólo observe su respiración y permita que se realice como lo hace en este momento. Ahora, deje que su cuerpo se mueva con suavidad, muy lentamente. Permita que su cuerpo se mueva de cualquier forma que le parezca adecuada. Permita que su cuerpo se suavice y relaje. Muévase como su fuera una ola del mar, muy suavemente, con lentitud. Bien.

Ahora preste atención a las rodillas. Permita que las rodillas se muevan como su fueran una ola de mar. Son suavidad. Deje que las rodillas se muevan suavemente. Bien. Permita que las rodillas se muevan de manera que se sientan bien. Muy bien.

Ahora preste atención a la cadera. Permita que la cadera se mueva con mucha suavidad, lentamente. Sienta el interior de la cadera. ¿Cómo quiere moverse? Deje que se mueva de manera que se sienta bien. Siga. Con suavidad. Sienta cómo se afloja la cadera. Sienta cómo las piernas y las rodillas quieren moverse con la cadera. Permítales que se muevan con ella. Sienta cómo se mueven juntas mientras lo hace con suavidad y lentitud. Muy bien.

Ahora preste atención al tórax. Permita que el tórax se mueva con mucha suavidad, muy lentamente. Sienta el interior del tórax. ¿Cómo quiere moverse el tórax? Sienta cómo el tórax se suelta. Bien. Siga adelante. Suéltese, lentamente. Observe cómo su cadera, sus piernas y rodillas quieren moverse con el tórax. Sienta cómo se mueven juntos. Bien.

Ahora concentre su atención en su pecho, moviéndolo con mucha suavidad. Sienta cómo se quiere mover su pecho. Muy suavemente, con mucha lentitud. Como si fuera una ola de mar. Bien. Permita que sus hombros se muevan con el pecho. Suavemente. Observe cómo su tórax, cadera, piernas y rodillas quieren moverse con su pecho y hombros. Experimente el sentimiento dentro de su pecho. Bien. Sienta que el cuello y la cabeza se sueltan y se relajan. Sin empujar ni jalar, sólo con suavidad. Bien. Deje que sus brazos empiecen a moverse con sus hombros y pecho. Siga los movimientos del pecho, sienta el interior de su cuerpo. Observe cómo todas las partes del cuerpo se mueven juntas. Bien.

Siga moviéndose, como si fuera una ola de mar. Sienta cómo su cuerpo se mueve desde el interior. Sienta lo suave y flexible que es. Muy bien. Lentamente regrese a la posición en que empezó. Quédese quieto y experimente las sensaciones en el interior de su cuerpo. Sienta su respiración moviéndose por todo su cuerpo. Sienta lo suave y relajado que está su cuerpo. Bien.

## EJERCICIO 2: SUAVEMENTE, EN PAREJAS

Puede ser un hermano, amigo, papá o mamá. Cuando un adulto forma pareja con un niño, es mejor que el adulto trabaje de rodillas a fin de estar a la misma altura.

**Enfoque mental:** Recibo su energía. Gracias.

**Música sugerida:** La misma que el ejercicio 1.

**Posición:** De frente a su pareja.

**Método:**
1. Levante las manos al nivel de los hombros y permita que sus manos se toquen con suavidad.
2. Muevan sus manos juntas con suavidad como si fuera una ola.
3. Deje que sus brazos y hombros se muevan suavemente con sus manos.

**Diálogo para decir durante el ejercicio:**
Ahora vamos a movernos de la misma manera con nuestra pareja. Salude a su pareja. Bien. Pónganse de pie uno frente al otro. Párese con los pies firmes en el suelo y levante las manos a la altura de los hombros. Deje que sus manos se toquen ligeramente, palma con palma. Sólo sienta las manos de su pareja. Sin empujar ni presionar. Sólo sienta las manos en sus manos. Bien. Lentamente, empiece a mover las manos, manteniéndose en contacto con las de su pareja. Deje que sus manos se muevan juntas con suavidad. Bien. Deje que su cuerpo se mueva con suavidad. Sienta cómo se mueven las manos de su pareja. Sienta cómo se mueven sus manos. Sienta cómo se mueven sus manos juntas. Bien. Siga adelante. Muévanse con suavidad, muy lentamente, como si fueran una ola de mar. Bien. Sigan adelante. Con suavidad, lentamente. Sientan cómo se mueven sus manos juntas. Bien. Deje que sus manos

regresen con lentitud a la posición inicial. Dejen sus manos quitas y sienta las manos de su pareja tocando las suyas. Bien.

### Ejercicio 3: Suavemente, una pareja

**Enfoque mental**: Recibo su energía. Gracias.

**Música sugerida**: La misma que el ejercicio 1.

**Posición**: De espaldas con su pareja.

**Método**:
1. Deje que sus espaldas se toquen con suavidad.
2. Muevan la espalda como una ola.
3. No se golpeen. Sus espaldas se deben tocar con suavidad.

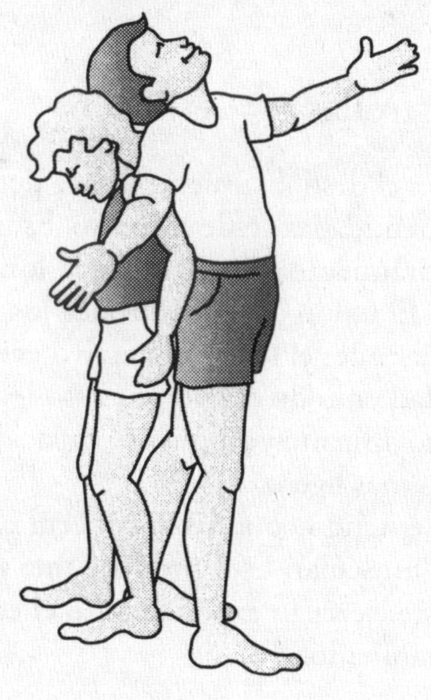

**Diálogo para decir durante el ejercicio:**

Ahòra, voltéese de espaldas con su pareja. Mantenga los pies bien apoyados sobre el suelo y deje que sus espaldas se toquen. Asegúrese de que sus espaldas estén suaves y flexibles. No se golpeen ni empujen. Sólo tóquense con suavidad. Imaginen que son una ola de mar y dejen que sus espaldas se muevan juntas con suavidad. Sienta cómo se mueve la espalda de su pareja. Sienta cómo se mueve su espalda. Sientan cómo se mueven juntas sus espaldas. Bien. Sigan adelante. Moviéndose con lentitud y suavidad, como si fueran una ola de mar. Sienta cómo se mueven sus espaldas juntas con suavidad. Bien. Lentamente regresen a la posición inicial y sienta la espalda de su pareja recargada en la suya. Sienta su espalda contra la de su pareja. Sientan cómo se juntan sus espaldas. Bien. Gracias pareja.

Nota: Observe y utilice los movimientos para apoyar sus instrucciones verbales a fin de alargar el ejercicio durante tres minutos aproximadamente.

## Alcanzar las estrellas

Este movimiento es el desdoblamiento suave del cuerpo y el estiramiento de las extremidades desde el centro. Es una forma de movimientos y de estiramiento que extiende la longitud y el ancho de todo el cuerpo. El tejido conectivo rodea los huesos y músculos. Al suavizar y extender el tejido conectivo evita las tensiones y crea menos densidad en todo el cuerpo. Esto le permite moverse en los límites del movimiento y ampliar su capacidad para expandir el cuerpo y hacerlo más ligero.

Al trabajar con el tejido conectivo, conecta el sistema de fluidos con el sistema muscular. Esto produce una sensación orgánica de conexión. Este ejercicio extiende todo el cuerpo a través de una rutina de estiramiento.

## Ejercicio 1: Alcanzar las estrellas, individual

**Enfoque mental:** Me estiro para alcanzar el mundo.

**Música sugerida:** *The Light of the Spirit* de Kitaro, *MCMXC A.D.* de Enigma.

**Posición:** Con los pies bien apoyados en el suelo, como si estuvieran pegados a él.

**Método:**
1. Mueva su cuerpo lenta y suavemente en cualquier dirección.
2. Estírese en la dirección en la que vaya su cuerpo hasta que sienta que no puede llegar más lejos.
3. Deje que su cuerpo se incline y se mueva, estirándose en una nueva dirección. Siga moviéndose y estirándose durante unos minutos más.
4. Recuerde mantener los pies bien apoyados en el suelo.

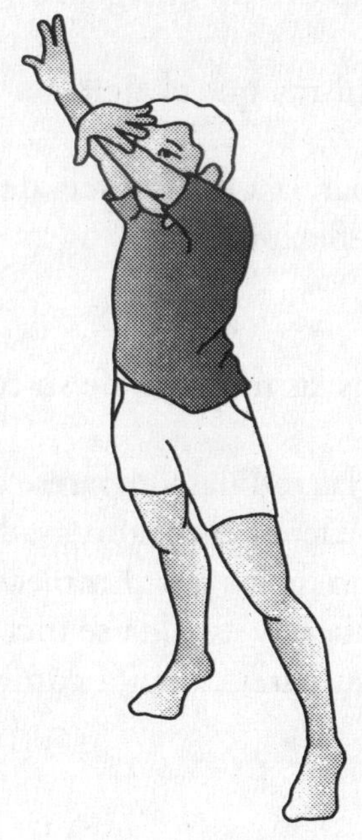

**Diálogo para decir durante el ejercicio:**
Párese con los pies bien apoyados en el suelo, como si estuvieran pegados. Cierre los ojos y empiece a mover su cuerpo con suavidad como si fuera una ola de mar. Bien. Ahora, empiece a estirarse en cualquier dirección. Deje que su cuerpo se estire en esa dirección. Sienta cómo su cuerpo se estira y se alarga. Siga adelante, siga estirándose en esa dirección hasta que sienta que no puede llegar más lejos. Deje que su cuerpo se incline y se estire en otra dirección. Estírese en la dirección en la que se mueve su cuerpo. Sienta cómo sus músculos se estiran en el espacio. Bien. Siga adelante hasta que sienta que no puede llegar más lejos e inclínese otra vez para estirarse en esa nueva dirección. Estire las manos y los dedos, además de los hombros, el pecho, las costillas y la cadera. Sienta cómo todo su cuerpo se estira. Siéntase más alto y más largo. Bien. Siga estirándose un poco más. Estire todo su cuerpo. Bien.

## EJERCICIO 2: ALCANZAR LAS ESTRELLAS, EN PAREJA

**Enfoque mental:** Comparto mi energía con usted.

**Música sugerida:** La misma que el ejercicio 1.

**Posición:** Frente a su pareja a la distancia de sus brazos estirados. Los codos ligeramente flexionados.

**Método:**
1. Rodee con las manos las muñecas de su compañero. Sosténgalas con fuerza.
2. Empiece a flexionar las rodillas y sepárese de su pareja inclinándose hacia atrás. Sólo jale en el mismo grado que su pareja para que no se caiga ninguno de los dos. Empiece a hacer para atrás la cadera y deje que su cabeza y espalda se inclinen hacia el frente.
3. Siga alejándose de su pareja. Sienta cómo se estiran sus hombros y su espalda.

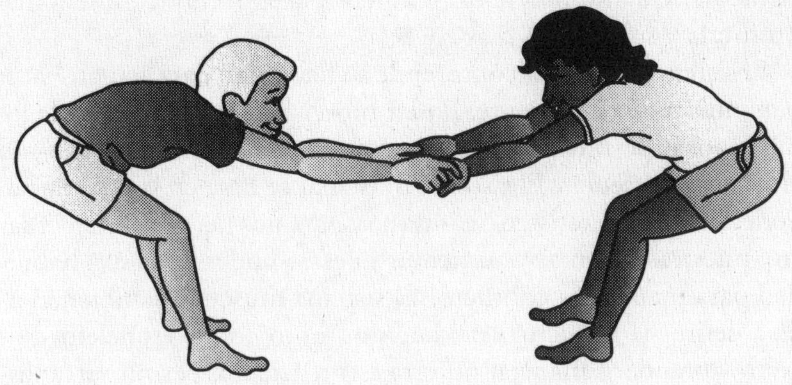

**Diálogo para decir durante el ejercicio:**
Ahora vamos a estirarnos con una pareja. Salúdela. Párese frente a ella a la distancia de sus brazos estirados. Rodee con las manos las muñecas de su pareja y sosténganse con firmeza. Flexione lentamente las rodillas y haga para atrás la cadera. Tengan cuidado de no jalar muy fuerte. No querrá que su pareja se caiga. Sienta el punto de equilibrio entre los dos. Siga haciendo la cadera hacia atrás, dejando que la espalda se baje. Sientan cómo se estiran la espalda y los hombros. Ajuste sus pies si necesita hacerlo, a fin de estirarse bien y sentir el punto de equilibrio entre usted y su pareja. Bien. Siga estirando la cadera. Disfrute la sensación de estiramiento en el interior de su cuerpo. Bien. Regrese a la posición inicial lentamente. Mantenga el equilibrio entre usted y su pareja a fin de que ambos queden estables cuando se levanten. Bien.

## Súper energía

En este ejercicio participan los músculos y el movimiento se experimenta cada vez más en todo el sistema muscular. Mientras trabaja con un grupo de músculos o una parte de un músculo, suelta los demás. Es necesario que el enfoque sea muy específico y se requiere un cambio gradual de la concentración entre un punto y el siguiente. Cuanto más lento se mueva, la concentración será más profunda y se utilizará más energía.

El sistema muscular comprende su habilidad para actuar, hacer y manifestarse físicamente. Poder mover la energía a través de los músculos le permite conectar el sistema energético del cuerpo con el sistema muscular. El sistema muscular se basa en la resistencia. Poder manejar la resistencia internamente nos permite interactuar con nuestros sistemas y aumentar nuestro poder y nuestra habilidad para manejar el conflicto. El sistema muscular también ayuda a definir la estructura del cuerpo, junto con el esqueleto. Por tanto, aprender a manejar nuestra estructura nos permite crear estructuras que nos apoyen. Este ejercicio desarrolla la fuerza interna y externa a través de la isométrica de fluidos.

### Ejercicio 1: Súper energía, individual

**Enfoque mental:** Soy fuerte y poderoso.

**Música sugerida:** *One A.D.* de varios artistas, *Lie to Me* de Jonny Lang.

**Posición:** De pie, con los pies bien apoyados en el suelo.

**Método:**
1. Apriete los puños lo más posible.
2. Deje que el resto de su cuerpo empiece a apretarse.
3. Mueva su cuerpo, pero siga apretando los músculos lo más que pueda.
4. Siga así hasta que sienta que va a estallar, luego suéltese y relájese.

**Diálogo para decir durante el ejercicio:**
De pie con los pies bien apoyados en el suelo. Empiece a apretar sus dedos hacia la palma de la mano. Sienta los músculos de sus dedos y manos mientras los aprieta lo más posible. Bien. Siga apretando. Deje que sus muñecas empiecen a moverse mientras sigue apretando las manos. Sienta cómo se empiezan a apretar los músculos de los brazos. Apriételos. Flexione los codos y muévalos, siga apretando los músculos de los brazos. ¡Sienta qué fuerte es!

Ahora apriete los hombros, sintiendo los músculos de los hombros. Siga apretando. Apriete hasta la espalda. Bien. Siga apretando. Apriete el pecho y el estómago. Sienta sus músculos. Sienta lo fuertes que son sus músculos. Bien.

Ahora apriete las piernas. Apriete los músculos de las piernas. Sienta lo fuertes que son sus piernas. Ahora apriete todo el cuerpo, todos sus músculos. Siga apretando. Deje que su cuerpo se mueva con lentitud, apretando todos sus músculos lo más fuerte que pueda. Bien. Siga apretando. Siga apretando. Bien.

Ahora suéltese. Deje que sus músculos se suavicen y se relajen. Sacuda el cuerpo. Estírese. Bien.

## EJERCICIO 2: SÚPER ENERGÍA, EN PAREJA

**Enfoque mental:** Soy fuerte y usted también.

**Música sugerida:** La misma del ejercicio 1.

**Posición:** Frente a su pareja.

**Método:**
1. Tómense de las manos.
2. Empújense uno al otro dejando que sus hombros, codos y muñecas se muevan con lentitud. Sólo empujen en el mismo grado que su pareja, a fin de que ninguno de los dos se caiga.
3. Utilice todo su cuerpo para empujar a su pareja.

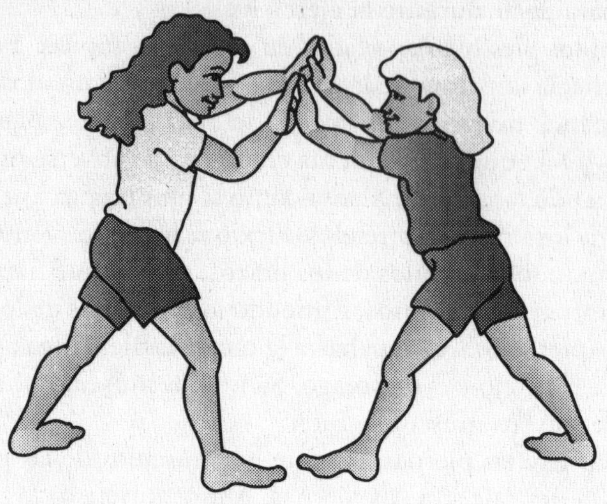

**Diálogo para decir durante el ejercicio:**
Saluden a su pareja. Pónganse de frente. Apoyen los pies en el suelo y levanten las manos a la altura de los hombros. Unan sus manos. Ahora empiecen a empujar a su pareja, pero no tan fuerte como para que la tiren. Empújense uno a otro y dejen que sus hombros, codos y muñecas se muevan con lentitud mientras empujan a su pareja. Sientan cómo trabajan sus músculos. Sientan lo fuertes que son. Bien. Sigan adelante. Empujando las manos del otro y moviéndose con lentitud. Sientan sus músculos. Bien. Regresen a la posición inicial. Lentamente dejen que sus manos se separen y bájenlas.

## A moverse

Este ejercicio activa la energía vital del cuerpo y se realiza cada vez con mayor rapidez. El movimiento rápido que es flexible y específico permite el rejuvenecimiento de todo el cuerpo.

Tomando conciencia de un área o moviéndose entre dos puntos, ya sea con movimiento repetitivo o aleatorio, revitaliza el área que tiene capacidad para más energía.

Esta forma de movimiento se basa en los huesos, el esqueleto del cuerpo. Los huesos, aunque son porosos, son las áreas más duras de todo el cuerpo y forman la base de nuestra estructura física. El movimiento con los huesos, alrededor de los huesos y a través de los huesos aumenta nuestra conciencia del esqueleto y la estructura. Asimismo, evita la rigidez y la tensión que bloquea los huesos en su lugar. Este ejercicio activa y mueve la energía vital en todo el cuerpo.

### EJERCICIO 1: A MOVERSE, INDIVIDUAL

**Enfoque mental:** Siento mi energía y dejo que se mueva.

**Música sugerida:** *Planet Drum* de Mickey Hart, *The Primitive Truth* de Brent Lewis.

**Posición:** Con los pies bien apoyados en el suelo, como si estuviera pegado en él.

**Método:**

1. Muévase con rapidez en cualquier dirección con las rodillas, doblando y estirando las piernas.
2. Muévase con rapidez en cualquier dirección con la cadera. Deje que las piernas sigan moviéndose.
3. Muévase con rapidez en cualquier dirección con el tórax. Deje que se muevan las piernas y la cadera.
4. Muévase con rapidez en cualquier dirección con el pecho. Deje que se muevan la cadera y el tórax.
5. Muévase con rapidez en cualquier dirección con los hombros. Deje que se muevan las piernas, la cadera, el tórax y el pecho.

6. Muévase con rapidez en cualquier dirección con los codos. Deje que se muevan, las piernas, la cadera, el tórax, el pecho y los hombros.
7. Muévase con rapidez en cualquier dirección con las manos. Deje que se muevan las piernas, la cadera, el tórax, el pecho, los hombros y los codos.
8. Muévase con rapidez con todo el cuerpo.
9. Busque nuevas formas de mover el cuerpo.

**Diálogo para decir durante el ejercicio:**
Muy bien. Seguiremos moviéndonos. De modo que asegúrese de tener mucho espacio para moverse y no golpear nada. Muy bien. Póngase de pie con los pies bien apoyados en el suelo. Ahora preste atención al movimiento del cuerpo. Observe todas las sensaciones que ocurren dentro de su cuerpo. Concéntrese en las rodillas. Deje que las rodillas se muevan con rapidez. Permítales moverse de cualquier manera que deseen. Bien. Ahora deje que sus rodillas exploren y encuentren nuevas formas de moverse. Bien. Siga adelante. Busque una nueva forma de mover las rodillas. Deje que se muevan con rapidez. Bien.

Ahora concéntrese en la cadera. Deje que la cadera se mueva con mucha rapidez en cualquier dirección. Sienta cómo se mueve la cadera. Deje que las piernas y rodillas se muevan con la cadera, pero concentre su atención en la cadera. Deje que su cadera explore y encuentre una nueva forma de moverse. Bien. Así es. Deje que su cadera cobre vida. Encuentre una nueva forma de moverla. Bien. Siga adelante.

Ahora vamos con el tórax. Deje que sus costillas se muevan. Sienta cómo sus huesos se mueven en el interior. Bien. Busque una nueva forma de mover las costillas. Así es. Diviértase con sus costillas. Bien. Siga adelante y busque una nueva manera de mover el tórax. Bien.

Ahora vamos con el pecho y los hombros. Deje que su pecho y sus hombros se muevan con rapidez. Sienta el resto de su cuerpo moviéndose con el pecho y los hombros. Busque una nueva manera de moverse. Bien. Siga adelante. Siga moviéndose. Deje que su pecho y sus hombros se muevan como nunca se han movido. Bien. Siga moviéndose. Busque una nueva forma. Bien.

Ahora deje que su cuello y su cabeza se muevan con el pecho y los hombros. Deje que se muevan con rapidez. Bien. Siga moviéndose. Mueva ahora los brazos, las manos y los dedos. Busque una nueva forma de mover todo el cuerpo. Bien. ¡Así es! ¡Deje que su cuerpo se divierta! Bien. Siga moviéndose. Bien.

Lentamente regrese a la posición inicial. Sólo quédese de pie durante un minuto y sienta la energía dentro de su cuerpo. Sienta la energía que se mueve por todo su cuerpo. Bien.

### EJERCICIO 2: A MOVERSE, EN PAREJAS

**Enfoque mental:** Siento mi energía con usted.

**Música sugerida:** La misma del ejercicio 1.

**Posición:** Frente a su pareja.

**Método:**
1. Deje que sus manos se toquen, pero no se tomen de las manos por completo.
2. Deje que sus manos se muevan con rapidez mientras sigue en contacto con las manos de su pareja.

**Diálogo para decir durante el ejercicio:**
Saluden a su pareja. Pónganse de pie uno frente al otro con los pies bien apoyados en el suelo. Levanten las manos a la altura de los hombros y permitan que se toquen. Muevan las manos con rapidez mientras siguen en contacto con las de su pareja. Deje que sus hombros y codos se muevan con las manos. Observe cómo se mueven sus manos. Observe cómo se mueven las manos de su pareja. Observe cómo se mueven sus manos juntas. Busque nuevas formas de mover sus manos con su pareja. Deje que sus manos se

toquen mientras se mueven. Bien. Sigan adelante. Muévanse con rapidez. Así es. Busque una nueva forma de mover sus manos. Sienta cómo se mueven sus manos juntas. Bien. Con mucha rapidez. Bien. Lentamente regrese a la posición inicial. Mantengan las manos juntas y sientan la energía en ellas. Sienta la energía en las manos de su pareja. Sientan la energía entre sus manos. Bien.

## Dance Alive!

Dance Alive! se siente al enfocarse en la conciencia, experimentar la energía y expresar una sensación, de cualquier forma, posición o ritmo. Es la integración y la combinación de los cuatro tipos anteriores de movimiento. Poder cambiar entre diversos sistemas, movimientos, posiciones, direcciones, tiempos, ritmos, respiraciones y sonidos requiere de que nos integremos y adaptemos.

Dance Alive! se basa en el sistema energético, que es la carga eléctrica en cada célula del cuerpo. Asimismo, se conoce como el espacio entre todas las manifestaciones físicas del cuerpo. Al viajar a través del sistema energético, o el espacio abierto, podemos movernos en todos los sistemas del cuerpo: líquido, tejido conectivo, muscular, esqueleto y energético, mientras nos movemos hacia adelante y hacia atrás en ellos. Esta flexibilidad de la concentración nos permite experimentar la forma en que estos sistemas trabajan juntos e interactúan entre sí. Esta es la base de nuestra relación interna y nos permite conectar todos los sistemas y puntos de referencia en forma interna. Este ejercicio nos permite practicar todos los tipos de movimiento al mismo tiempo.

### EJERCICIO 1: DANCE ALIVE! INDIVIDUAL

**Enfoque mental**: Me expreso con el cuerpo.

**Música sugerida**: *Ray of Light* de Madonna, *Lost at Last* de Lost at Last.

**Posición:** De pie, con los pies bien apoyados en el suelo.

**Método:**

1. El líder del grupo marca qué movimiento hacer (vea el guión) y los niños lo siguen.

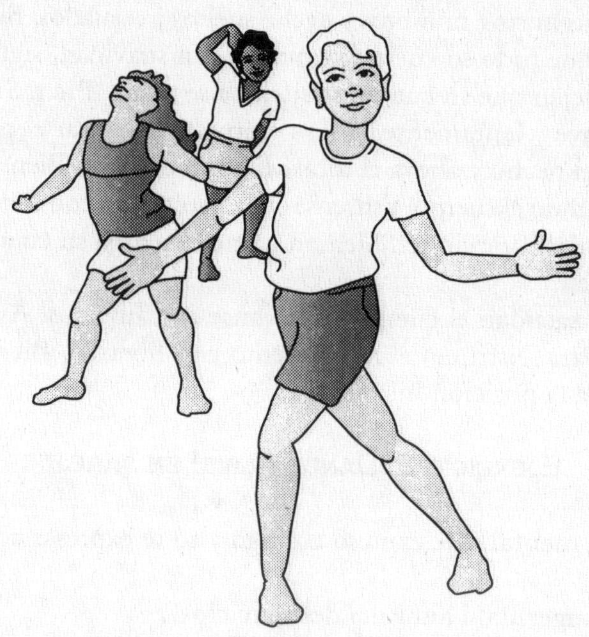

**Diálogo para decir durante el ejercicio:**

Ahora, vamos a bailar "sigan al líder". Busquen un lugar en la habitación y asegúrense de tener suficiente espacio para moverse sin golpear nada. Bien. Pónganse de pie con los pies bien apoyados en el suelo y presten atención a mi voz. Listos. Aquí vamos. Empiecen a moverse con rapidez en cualquier dirección con todo el cuerpo. Bien. Muy rápido. Más rápido. Así es. Sigan adelante. Muevan todo el cuerpo con rapidez. Ahora aprieten todos los músculos que puedan. Todos los músculos que puedan. Aprieten. Más fuerte. Bien. Sigan apretando. Busquen nuevos músculos que apretar. Dejen que su cuerpo se mueva y busquen nuevos músculos que apretar. Bien. Sigan apretando.

Ahora estírense. Estiren los brazos y dedos. Estiren los hombros y el pecho. Dejen que se estire su cuerpo y cabeza. Así es. Estírense en la habitación. Estírense. Bien. Ahora, dejen que se suelten sus brazos y hombros. Muevan con suavidad el centro del pecho. Sientan sus brazos, hombros y pecho sueltos y relajados. Bien. Ahora dejen que todo su cuerpo se mueva con suavidad, siguiendo al pecho. Dejen que su cuerpo se suelte y se relaje. Bien. Sigan adelante, suave y lentamente. Ahora empiecen a estirar el pecho. Sí, a estirar el pecho y ahora el tórax. Estiren el tórax. Bien.

Ahora todo el cuerpo. Estírense en la habitación con todo el cuerpo, en todas direcciones. Sientan cómo se alarga su cuerpo. Estírense. Bien.

Ahora sacudan el cuerpo. Muévanse con libertad. Así es. Déjense llevar. Disfruten el movimiento con libertad. Bien. Ahora, regresen a la posición inicial.

### Ejercicio 2: Dance Alive! en parejas

**Enfoque mental:** Me expreso contigo y tú te expresas conmigo.

**Música sugerida:** La misma del ejercicio 1.

**Posición:** Frente a su pareja.

**Método:**
1. Baile con su pareja, sin tocarse.
2. Dejen que su cuerpo se mueva de manera que se sienta bien mientras baila con su pareja.

**Diálogo para decir durante el ejercicio:**

Saluden a su pareja. Bien. Pónganse de pie frente a su pareja. Empiecen a bailar de cualquier manera que los haga sentirse bien. Permítanse ver a su pareja y vean cómo baila. Disfruten los movimientos de su pareja. Disfruten cómo se sienten bailando con su pareja. Sigan bailando y disfrútense uno al otro mientras bailan. Bien. Levanten las manos al nivel de los hombros y permita que se toquen. Empiecen a mover sus manos de manera que los haga sentirse bien. Observe cómo se sienten sus manos al moverse. Observe cómo se sienten las manos de su pareja. Observe cómo se sienten sus manos al moverse juntas. Bien. Ahora den las gracias a su pareja y muévanse solos otra vez.

# SECCIÓN IV

# Delgado y en forma para siempre

# Quince

# Hable con su hijo acerca de la comida y el sobrepeso

La interacción con un hijo pasado de peso es difícil. Como mi madre solía decir: "¡Estás condenado si lo haces, y condenado si no lo haces! Si le pregunto cómo va su dieta, se enoja. Si ignoro el hecho de que está a dieta, piensa que no me importa".

Al hablar con cientos de padres acerca de cómo enfrentan la gordura de sus hijos, me doy cuenta de que están tan confusos en la actualidad como lo estaba mi madre hace años. Lea lo que Yvonne Woods de Santa Mónica, uno de los "conejillos de indias" iniciales de la dieta original de Beverly Hills, dice acerca del dilema de enfrentar el problema de peso de su hijo: "Ezra no sólo era más pesado que los otros niños, también era más o menos dos cabezas más alto. Cuando me contó que los niños le decían cosas desagradables me rompió el corazón. Nada de lo que había experimentado como madre me había preparado para enfrentar esta situación. No sabía qué hacer".

Lo que Yvonne y su esposo Wayne no querían hacer por empatía era someter a su hijo en pleno crecimiento, a una variedad de dietas. "Le dije que estaba bien; que era hermoso", dice Yvonne. "Que quizá superaría el problema cuando llegara a la pubertad".

Pero la pubertad no fue la varita mágica para lo que sus padres esperaban. Para cuando tenía quince años, Ezra medía 1.85 metros de alto y pesaba 106.5 kilogramos. Su médico le recomendó bajar por lo menos 13 kilos. Entonces estaba en la parte superior de la tabla para su altura y peso. Y ¿qué me dicen de todos los daños que sufrió en la primaria y la secundaria mientras esperaba que la naturaleza tomara su curso?

También está Lily Brumwell de Salt Lake City, Utah. Preocupada por su hija Sydnei, que tenía dos años y ya medía lo que una niña de cinco, pidió un consejo a su pediatra. "No espere que sea pequeña; su padre mide 2 metros", le dijo. "Es genético. No hable del tema porque sólo hará que tome conciencia de ello." Sin embargo, para cuando presentó su examen físico para la primaria, en la sección reservada para las cuestiones de la salud, su nuevo médico escribió: "Podría llegar a ser obesa".

Entonces ¿cómo manejar las cosas cuando los niños se burlan de su hijo por ser gordo? ¿Debe decirle que los ignore porque son perfectos o debe mostrarse de acuerdo? ¿Cómo le ayudará enfrentar la verdad a fin de que adelgace y se ponga en forma? Desde luego, las palabras no servirán. Hasta el momento no había tenido un programa que funcionara ni con el que pudiera trabajar. Pero aquí está esta obra.

En las páginas siguientes, escuchará los consejos de dos terapeutas familiares y de parejas sobresalientes, Carol Yellin, maestra en terapia familiar, quien practica en Brentwood, California, y Ellen Jones, también maestra en terapia familiar, quien ofrece asesoría en persona y por teléfono desde su consultorio en Los Ángeles. ¿Estoy de acuerdo con lo que dicen? Sí y no. Si su hijo es esa persona especial que es sensible y creativa (un comelón), las cosas como enseñarle a controlar las porciones y la modificación del comportamiento no funcionan. Tratamos con características innatas. Primero debemos aprender a ser firmes, a decir que sí o no, desde que empieza a comer. Decimos que sí al amamantarlo. De modo que no todo sigue una pauta, y los fisiólogos no necesariamente tienen todas las respuestas. En ocasiones, las madres saben más...

La pregunta que hacen con mayor frecuencia las mujeres que tienen hijos adolescentes, que "no precisamente son gordos" pero están en camino de serlo, es cómo hablar con ellos sin herir sus sentimientos o provocarles un trastorno alimentario. De modo que hablé con dos mujeres vitales que ayudaron a sus hijas adolescentes a desarrollar un cuerpo y una mente hermosos, sanos y en forma, e incluyeron sus experiencias de la vida real. Como verá, ambas tuvieron razones muy especiales para manejar las cosas con suavidad.

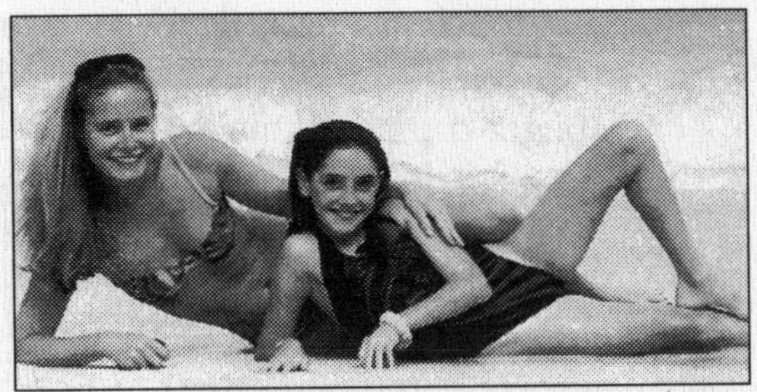

**Barbara y Natasha Bassill**

Barbara Bassill es una ejecutiva de alto nivel, esbelta y elegante, muy disciplinada y que invierte mucha energía en mantenerse delgada. Debido a que tuvo un breve brote de anorexia durante su adolescencia, es muy sensible en cuanto a la manera en que habla con su hija Natasha.

"Le hablé a Natasha de nutrición cuando era muy chica", dice Barbara. "Hace poco, cuando me preguntó cómo se veía, le di una respuesta sincera. Le dije que se veía muy bien, pero como pensaba que podía verse mejor, le pregunté qué la llevaba a hacerme esa pregunta. Me respondió que sentía que su estómago crecía. Le pregunté qué pensaba que provocaba eso en su plan alimentario diario. Quería que ella misma lo pensara y ella me diera la respuesta.

"Me platicó sobre su costumbre de comer cereal con leche por las noches y varias veces durante el día. Le sugerí que delineara en su mente una fotografía de la forma en que quería verse y cómo esta imagen la haría sentirse. Empezó a trabajar en su imagen, y más adelante me platicó cómo le divertía visualizarla. Agregó un programa de ejercicio que incluye de 75 a 100 sentadillas al día. Reemplazó el cereal y la leche con piña fresca por las noches y un sabroso té con miel de abeja. No son exactamente las reglas de delgados y en forma, pero funcionan para ella. Una vez más este ejercicio completo funcionó para ella. Está tan emocionada por su recién descubierta confianza, que ha trabajado activamente en lograr su sueño de ser actriz e incluso se consiguió un agente."

Janice Vander Pol, una fanática de *The Beverly Hills Diet* que tiene una de las mejores figuras, es madre de tres hijas y un hijo que tienen entre cuatro y veinte años de edad. Después de soportar y vencer a la bulimia ella misma, no quería que les sucediera lo mismo a sus hijas adolescentes debido a una obsesión por estar delgadas. Las tres se convirtieron en seguidoras de este libro.

Janice mantuvo a cierta distancia su interés por el peso de sus hijas. "Si hubiera tratado de medirles la comida o si hubiera sugerido que lo hicieran, lo habrían descartado porque era mi idea. De modo que pensé que si me veían comer (me encantan las papas fritas y la salsa, así como las grandes porciones) se motivarían. Bueno, creo que fue un buen ejemplo porque finalmente vinieron a mí (tardaron dos años) y me dijeron: 'Mamá, ¿cómo lo hacemos?' Ahora todas participan... y están delgadas."

Estas mujeres encontraron formas de ayudar a sus hijos a crecer delgados y en forma. Lea lo que Carol Yellin y Ellen Jones tienen que decir y tendrá las armas que necesita para ayudar a sus hijos a realizar sus sueños, ¡estar delgados y en forma!

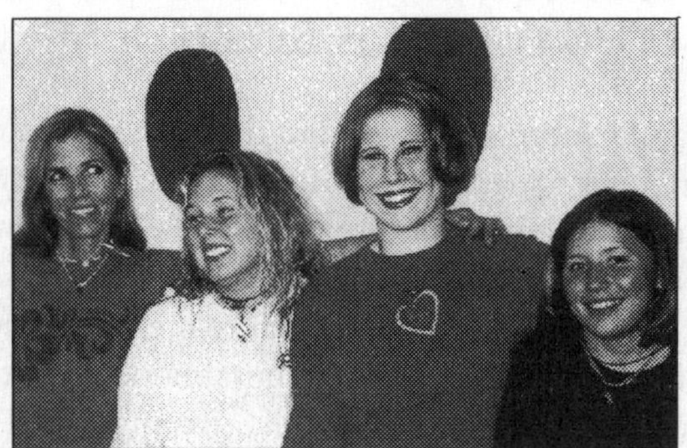

**Janice Vander Pol y sus hijas Alia, Vanessa y Nicole**

## No deje que la gordura sabotee la dinámica familiar

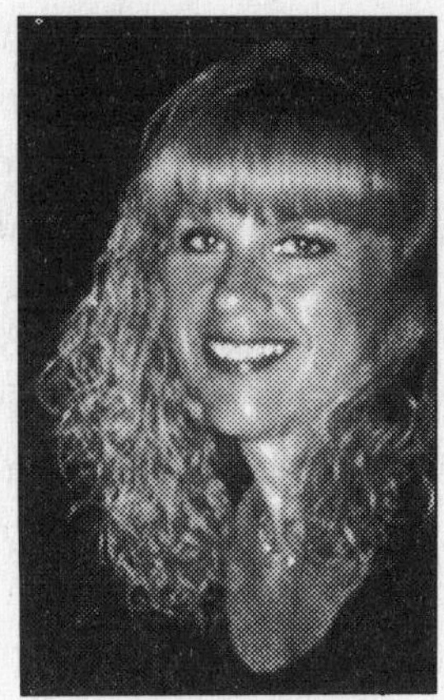
Carol Yellin

**Carol Yellin** *es terapeuta familiar y matrimonial y ha trabajado durante más de veinte años en Brentwood, California, dando tratamientos a niños que están en riesgo; ha visto cómo sufren los niños cuando son obesos.*

Nadie quiere que un niño esté gordo. Pero ayudar a un joven a manejar el peso fuera de control, el rechazo y las burlas por parte de los amigos, una imagen de sí mismo que se desploma y problemas de salud cada vez más graves, es una tarea muy difícil. Sobrecogidos por esas preocupaciones, a menudo los padres enfatizan el control de lo que el niño come y su peso.

En realidad, éste es el error más grave que los padres cometen. Todos los miembros de una familia tienen sus propios problemas que debe resolver. Es probable que su hermana tenga dificultades con la geometría; su hermano quizá esté preocupado porque no lo aceptarán en el equipo de basquetbol. Mamá tal vez se preocupa porque no obtiene un aumento de sueldo. Papá quizá lucha por combinar su trabajo con la universidad nocturna. Todas estas preocupaciones merecen tanta atención como la batalla de un niño por controlar la obesidad.

¿Cómo asegurarse de que todos estén incluidos en el círculo familiar sin prestar demasiada atención al niño que parece necesitarla más porque está gordo? Esto se logrará cambiando el énfasis de bajar de peso a estar sano e incluyendo al niño en el logro de ese objetivo.

No es bueno para usted, para el niño con sobrepeso ni para los hermanos vigilar cada trozo de alimento que su hijo ingiera. El mensaje que realmente le ayudará a su hijo es que su meta es apoyarlo para estar saludable y en buena forma, y la alimentación es una manera de lograrlo. En lugar de prohibir ciertos alimentos porque engordan y someter a esta dieta al resto de la familia, es mejor involucrar a su hijo en el programa delgados y en forma. Con esto logrará que el niño se haga cargo de lo que come con el fin de convertirse en una persona sana.

Asimismo, le evita el trabajo de ser el vigilante de la comida. En lugar de decir: "¡No comas tanto helado porque te engorda!", analice con el niño cuánto helado quiere comer. Esto enseña a los niños a medir la necesidad de comida que tiene su organismo en lugar de comer en forma inconsciente. Al mismo tiempo aprenden cuánto es suficiente y cuánto es demasiado.

Ver que su hijo regresa llorando de la escuela porque otros niños lo molestaron por ser gordo o porque lo dejaron fuera de los juegos durante el recreo le romperá el corazón. ¿Qué puede decirle a un niño de cinco años al que llamaron "hipopótamo" porque es mucho más grande que los demás? Si niega la verdad sobre su apariencia podría caer en una trampa desastrosa: mentir a su hijo. Desde luego, a todos nos gusta ser el caballero blanco que vence a todos los dragones por su hijo, pero decir a un pequeño que no es gordo cuando sí lo es y prometerle que hará que las burlas cesen quejándose con los padres de los niños son soluciones temporales, en el mejor de los casos. En el peor, evitarán que el niño desarrolle habilidades para solucionar problemas.

Puede convertir una situación muy triste como ésta en un programa positivo para cambiar presentando a su hijo el método para niños delgados y en forma. Este sensible programa revolucionará la forma en que comen los niños con sobrepeso enseñándoles a combinar los alimentos, exponiéndolos a ejercicios que crean autoestima y presentándoles programas de ejercicios no tradicionales como los ejercicios con Thea y Dance Alive!, que logran que sea muy divertido volverse activo y bajar de peso.

Al mismo tiempo, este programa ayuda a los padres a establecer un diálogo con sus hijos para ayudarles a manejar sus propios sentimientos en cuanto a su imagen corporal y aprender algunas habilidades verbales para defenderse. Reconozcan que las burlas deben haber herido sus sentimientos. Busquen formas en que su hijo pueda responder a los niños cuando esto vuelva a suceder. Compartan una experiencia de su propia niñez y la forma en que usted manejó las bromas. Esto hará que un niño entienda que las burlas y el ser diferente forman parte de la experiencia humana y del crecimiento. Saber que su hijo no está solo y que esas experiencias son universales reducen las heridas.

Después, ayude a su hijo a estar en contacto con sus sentimientos acerca de la imagen corporal. ¿Su hijo cree que está gordo? Si es así, pregúntele si le gustaría ser delgado y sano. Esta es la oportunidad perfecta para introducir la filosofía de alimentación que está detrás del programa para niños delgados y en forma que hizo que los libros *The Beverly Hills Diet* y *La nueva dieta de Beverly Hills* tuvieran tanto éxito para ayudar a los adultos a superar el hábito de comer demasiado y subir de peso. En lugar de tomar como una labor propia el hecho de ayudar a su hijo a bajar de peso, trabajen juntos asociándose con su hijo. Puede convertir el hábito de comer en exceso (que a menudo es una excusa para la rebelión) en una experiencia positiva para ambos.

## Errores que debe evitar mientras ayuda a su hijo a estar delgado y en forma

**Ellen Jones** *es terapeuta familiar y matrimonial y practica en el oeste de Los Ángeles con niños que tienen problemas alimentarios.*

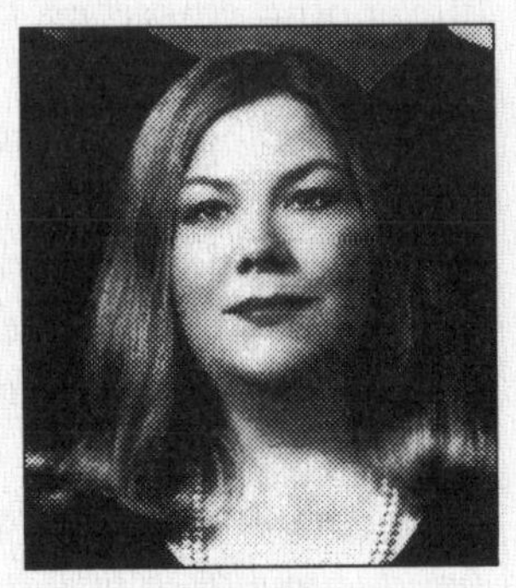
Ellen Jones

A través de los años he descubierto que si queremos que un niño baje de peso y se conserve así, tanto el niño como la familia deben manejar una serie de complejos problemas sociales y psicológicos que afectan al niño, a sus hermanos, a sus padres y a toda la unidad familiar.

Aquí le presentamos algunos errores que querrá evitar si trata de ayudar a su hijo para que adelgace y esté en forma:

1. *Quiere que su hijo se vea bien, de modo que usted se vea bien.* Asegúrese de que su interés en el peso de su hijo no sea una proyección de su propia compulsión a tener un hijo "perfecto". Si el peso de su hijo lo hace sentirse ansioso por lo que los otros piensan de sus habilidades paternas, analice estos sentimientos con un profesional. Su objetivo es evitar que los sentimientos sobre usted mismo hagan que su hijo se responsabilice de su peso.

2. *Sentir temor de reconocer con precisión lo que el niño ve en el espejo o en la báscula.* Si su hijo pide su opinión acerca de su imagen corporal, concéntrese en el niño, pidiéndole que describa sus sentimientos sobre su apariencia. Si la respuesta es exacta, podrá estar de acuerdo. Si no, exprese su opinión con sinceridad, bondad y sin prejuicios.

3. *Regañar a su hijo por comer y estar gordo.* Las críticas sólo dan lugar a estrés y niveles de ansiedad y empeoran el problema. Permita que el niño sepa que es amado, valorado y respetado, sin importar cómo se vea.

4. *Iniciar discusiones acerca del peso, la gordura y la comida.* Escuche las claves que le da su hijo acerca de su motivación por cambiar sus hábitos alimentarios o el tamaño de su cuerpo. Una vez que el niño empiece a hablar siga la plática. Vea si puede describir cómo le gustaría verse y comer. Luego, pregúntele si le gustaría verse así para lograr una meta y si quiere su ayuda. Esta es su oportunidad para presentarle el programa para estar delgado y en forma. Pero no se apresure a darle una solución rápida. El trabajo de su hijo en la vida es convertirse en un individuo capaz de funcionar de manera independiente, y su labor consiste en permitir que eso suceda.

5. *Ignorar la posibilidad de que su hijo coma para enfrentar el estrés que producen pensamientos, sentimientos o experiencias suprimidos.* Aprenda a escuchar, y esté disponible si su hijo decide confiar en usted. Si su propia vida o su matrimonio es un caos, esté cons-

ciente de que esto tendrá un efecto en su hijo y su forma de comer, de modo que quizá éste sea un buen momento para trabajar en usted.

6. *Suponer que su hijo entiende la nutrición, lo que constituye una dieta sana y cómo cuidar su cuerpo con el ejercicio.* Puede ayudarlo presentándole y facilitándole el programa para niños delgados y en forma y dándole un buen ejemplo en términos de lo que come y cómo lo come.

7. *Hacer que el ejercicio sea un castigo por estar gordo.* Anden en bicicleta juntos, caminen, salten y jueguen con una pelota. Motive a su hijo para que participe en alguna actividad física no competitiva como el baile, el yoga, la natación y otras actividades que le gusten. Pónganse en forma juntos explorando los programas de ejercicio no tradicionales que se describen en el programa para niños delgados y en forma.

Lo más importante es que sus hijos sepan que son valorados. Ayude a los jóvenes a creer en su valor personal premiándolos por lo que son, y no por su desempeño. Enfóquese en sus cualidades positivas únicas. Comuníqueles con frecuencia la fe que tiene en sus habilidades e intenciones. Si escucha con empatía y con todo el corazón hará que sus hijos se sientan respetados e importantes para usted. Si su hijo confía en su amor y su capacidad tendrá un sentido sano de sí mismo. Cuanto más se acepte y se aprecie, más motivado estará para hacer cambios personales positivos.

# ¡Se acabó el sobrepeso!

¡Ahí tiene! Saber combinar conscientemente los alimentos, la motivación después de escuchar las historias de otros niños, el ejercicio, el diálogo, los puntos de vista de terapeutas y otros padres de familia. ¡Usted conoce los movimientos correctos, las palabras adecuadas, la fórmula correcta para ayudar a que sus hijos sean delgados y estén en forma!

Adelante. ¡Juntos tienen el poder, la autoestima y los conocimientos para cambiar su vida! ¡Se acabó la presión por estar delgado y sano!

# Notas

1. "Annual Summary of Vital Statistics – 1998". Publicado en *Pediatrics* en diciembre de 1999. Información divulgada por medios de comunicación en julio de 1999. Departament of Population and Family Health Sciences, Johns Hopkins Hospital of Hygiene and Public Health, Baltimore, Maryland.

2. Nancy Shonfeld-Warden, M.D., and Craig H. Warden, Ph.D., "Pediatric Obesity: An Overview of Etiology and Treatment", *Pediatric Clinics of North America* 44, 2 (abril, 1997): 339-55.

3. W. H. Dietz, "Therapeutic Strategies in Childhood Obesity", *Hormone Research* 39, 3(1993): 86-90.

4. S. Rossner, "Childhood Obesity and Adult Consequences", *Acta Pediatrica* 87 (1998): 1-5.

5. Barry Sears, Ph.D., Mary Goodbody, *Mastering the Zone: The Next Step in Achieving Superhealth and Permanent Fat Loss* (Nueva York: Harper Collins, 1996).

6. Judy Mazel, *The New Beverly Hills Diet* (Deerfield Beach, Fla.: Health Communications, Inc., 1996).

7. William H. Dietz, M.D., Ph.D., and Lorraine Stern, M.D., eds., *The American Academy of Pediatrics Guide to Your Child's Nutrition* (Nueva York: Villard, 1999).

8. Richard P. Troiano, Ph.D., R.D., Katherine M. Flegal, Ph.D., Robert J. Kuczmanski, Dr.Ph.D., R.D., Stephen M. Campbell, M.H.S., Clifford L. Johnson, M.S.P.H., "Overweight Prevalence and Trends for Children and Adolescents", *Archives of Pediatric and Adolescent Medicine* 149 (octubre, 1995): 1085-91.

Dos editoriales adicionales que critican los métodos para cuantificar la obesidad infantil:

William H. Dietz, M.D., Ph.D., "Use of the Body Mass Index (BMI) as a Measure of Overweight in Children and Adolescents", *The Journal of Pediatrics* 132 (1998): 191-93.

Evan Chaney, M.D., "Childhood Obesity: The Measurable and the Meaningful", *The Journal of Pediatrics* 132 (1998): 193-95.

9. Clayton L. Thomas, M.D., M.P.H., *Taber's Cyclopedic Medical Dictionary* (Filadelfia: F.A. Davis Company, 1973), o-1, 2.

10. Richard E. Belrrman, M.D., ed., *Nelson's Textbook of Pediatrics*, 14th ed. (Filadelfia: W.B. Saunders and Co., 1992), 169-72.

11. T.N. Robinson, "Defining Obesity in Children and Adolescents: Clinical Approaches", *Critical Review of Food Science and Nutrition* 33 (1993): 313-20.

12. Samuel S. Gidding, M.D., Rudolph L. Leibel, M.D., Stephen Daniels, M.D., M.P.H., Michael Rosenbaum, M.D., Linda Van Horn, R.D., Ph.D., Gerald R. Marx, M.D., "Understanding Obesity in Youth", *Circulation* 94 (1996): 3383-87.

13. "New Growth Charts for Children", *Drug Therapy Bulletin* 33, 12 (1995): 94.

14. L. D. Voss, T. J. Wilkin, P. R. Betts, "Do We Need New Growth Charts?" *Lancet 2*, 8556 (22 de agosto de 1987): 447-48.

15. H. J. Binns, Y. D. Senturia, S. LeBailly, M. Donovan, K. K. Christoffel, "Growth of Chicago-area Infants, 1985 Through 1987", *Archives of Pediatric and Adolescent Medicine* 150, 8 (1996): 842-49.

16. U. Chike-Obi, R. J. David, R. Coutinho, S. Y. Wu, "Birth Weight has Increased Over a Generation", *American Journal of Epidemiology* 144, 6 (15 de septiembre de 1996): 563-69.

17. R. Johar, W. Rayburn, D. Weir, L. Eggert, "Birth Weights in Term Infants. A 50 Year Perspective", *Journal of Reproductive Medicine* 33, 10 (octubre, 1998): 813-16.

18. W. H. Dietz, Jr., "Prevention of Childhood Obesity", *Pediatric Clinics of North America* 33, 4 (agosto, 1986): 823-33.

19. William H. Dietz, M.D., Ph.D., and Lorraine Stern, M.D., eds., *The American Academy of Pediatrics Guide to Your Child's Nutrition* (Nueva York: Villard, 1999).

20. C. L. Williams, M. Bollella, B. J. Carter. "Treatment of Childhood Obesity in Pediatric Practice", *Annals of the New York Academy of Sciences* 699 (octubre, 1993): 207-19.

21. From *www.THRIVEonline.com* Parenting section. 30 de marzo de 1999.

22. William J. Klish, Ph.D., "Molecular Genetics of Obesity: Observations of a Rapidly Expanding Field", *In-Touch* 15, 3 (1998).

23. Richard E. Belirman, M.D., ed., *Nelson's Textbook of Pediatrics*, $14^{th}$ ed. (Filadelfia: W. B. Saunders and Co., 1992), 106.

24. William H. Dietz, M.D., Ph.D., and Lorraine Stern, M.D., eds., *The American Academy of Pediatrics Guide to Your Child's Nutrition* (Nueva York: Villard, 1999), 57.

25. Andrew Weil, M.D., *Natural Health, Natural Medicine* (Nueva York: Houghton Mifflin Company, 1995), 25-30.

26. Katja Shaye, "Crazy for Cabbage", *Good Housekeeping* (julio, 1996).

27. Andrew Weil, M.D., *Natural Health, Natural Medicine* (Nueva York: Houghton Mifflin Company, 1995), 36-7.

28. Richard E. Behnman, M.D., ed., *Nelson's Textbook of Pediatrics*, $14^{th}$ ed., (Filadelfia: W. B. Saunders and Company, 1992), 169-72.

29. John Robbins, *Diet for a New America* (Tiburon, Calif.: H. J. Kramer, 1987), 193.

30. Andrew Weil, M.D., *Natural Health, Natural Medicine* (Nueva York: Houghton Mifflin Company), 25-30.

31. U. S. Barzel, L. K. Massey, "Excess Dietary Protein Can Adversely Affect Bone", *Journal of Nutrition* 128, 6 (junio, 1998) 1051-53.

32. R. P. Haeney, "Nutrition and Risk for Osteoporosis", *Osteoporosis* (San Diego: Academic Press, 1996), 483-505.

33. J. C. Juskevich, C. G. Guyer, "Bovine Growth Hormone: Human Food Safety Evaluation", *Science* 249, 4971 (24 de agosto de 1990): 875-84.

34. Susan Gilbert, "Fears Over Milk, Long Dismissed, Still Slimmer", *New York Times* (19 de enero de 1999): Health and Fitness.

35. David Steinman, *Living Healthy in a Toxic World* (Nueva York: Perigree, 1996), 84.

36. David Steinman, *Living Healthy in a Toxic World* (Nueva York: Perigree, 1996), 27.

37. Christine Gorman, "Children's Menu", *TIME* 153, 13 (5 de abril de 1999): 84.

38. William H. Dietz, M.D., Ph.D., and Lorraine Stern, M.D., eds., *Guide to Your Child's Nutrition* (Nueva York: Villard, 1999), 60-1.

39. Richard E. Beluman, M.D., ed., *Nelson's Textbook of Pediatrics*, 14th ed. (Filadelfia: W. B. Saunders and Company), 106.

40. Corrine T. Netzer, *The Complete Book of Food Counts* (Nueva York: Dell, 1997).

41. Clayton L. Thomas, M.D., M.P.H., *Taber's Cyclopedic Medical Dictionary* (Filadelfia: F. A. Davis Company, 1973), N-45.

42. Judy Mazel, *The New Beverly Hills Diet* (Deerfield Beach, Fla.: Health Communications, Inc., 1996), 43.

43. Richard E. Behrman, M.D., ed., *Nelson's Textbook of Pediatrics,* 14 ed. (Filadelfia: W. B. Saunders and Company, 1992), 114.

44. Robert C. Whitaker, M.D., M.P.H., Jeffrey A. Wright, M.D., Margaret S. Pepe, Ph.D., Kristy D. Seidel, M.S., William H. Dietz, M.D., Ph.D., "Predicting Obesity in Young Adulthood from Childhood and Parental Obesity". *The New England Journal of Medicine* 337, 13 (25 de septiembre de 1997): 869-73.

45. William J. Klish, M.D., "Childhood Obesity", *Pediatrics in Review* 19, 9 (septiembre, 1998): 312-15.

46. William H. Dietz, M.D., Ph.D., and Thomas N. Robinson, M.D., M.P.H., "Assessment and Treatment of Childhood Obesity", *Pediatrics in Review* 14, 9 (septiembre, 1993): 337-44.

47. Philip Fireman, "Asthma", *Primary Pediatric Care* (Nueva York: Mosby, 1997), 1190-95.
48. William J. Kish, M.D., "Childhood Obesity", *Pediatrics in Review* 19, 9 (septiembre, 1998).
49, 50, 51, 52. William H. Dietz, M.D., Ph.D., and Thomas Robinson, M.D., M.P.H., "Assessment and Treatment of Childhood Obesity", *Pediatrics in Review* 14, 9 (septiembre, 1993).
53. J. Cook, R. Grothe, "Obesity in Children and Adolescents", *IOWA Medical Journal* 86, 6 (julio-agosto, 1996): 243-45.
54. J. K. Mills, G. D. Andrianopoulos, "The Relationship Between Childhood Onset Obesity and Psychopathology in Adulthood", *Journal of Psychology* 127, 5 (septiembre, 1993): 547-51.
55. Jane Gross, "Doctors See More Teens Opt for Cosmetic Surgery", *The Tampa Tribune-Times* (domingo 29 de noviembre de 1998): 1, 14.
56. William H. Dietz, M.D., Ph.D., and Lorraine Stern, M.D., eds., *The American Academy of Pediatrics Guide to Your Child's Nutrition* (Nueva York: Villard, 1999), 57.

# Índice

# Contenido